心电图解读丛书

冠心病心电图解读

主　编　郭云庚　熊尚全

科学出版社
北　京

内 容 简 介

本书收集了临床各型和各期冠心病病例的心电图，结合临床资料说明其改变特点、演变过程和诊断上的注意要点。同时还收集了在心电图上易与冠心病混淆病种的心电图，并指出其鉴别要点。书中病例均列举必要的临床资料，便于读者将心电图应用于临床诊断而不局限于读图。

本书适用于临床医生和心电图室工作人员阅读，也可供医学本科和研究生参考使用。

图书在版编目(CIP)数据

冠心病心电图解读／郭云庚，熊尚全主编．—北京：科学出版社，2015. 3
（心电图解读丛书）
ISBN 978-7-03-043847-8

Ⅰ. 冠…　Ⅱ. ①郭…　②熊…　Ⅲ. 冠心病-心电图　Ⅳ. R541. 404

中国版本图书馆 CIP 数据核字（2015）第 054915 号

责任编辑：董　林　杨小玲／责任校对：刘亚琦
责任印制：李　利／封面设计：吴朝洪

科学出版社 出版
北京东黄城根北街 16 号
邮政编码：100717
http://www.sciencep.com
北京凌奇印刷有限责任公司 印刷
科学出版社发行　各地新华书店经销
*
2015 年 3 月第　一　版　　开本：787×1092 1/16
2015 年 3 月第一次印刷　　印张：8 3/4
字数：207 000
POD定价：42.00元
（如有印装质量问题，我社负责调换）

《冠心病心电图解读》编写人员

主　编　郭云庚　熊尚全

编　者　(按姓氏汉语拼音排序)

李翠云　林　伟　詹　萍　郑　峰

前　　言

冠心病是冠状动脉硬化性心脏病的简称，它具有冠状动脉硬化狭窄并引起缺血的双重含义，所以称其为“缺血性心脏病”更为合适。目前，冠心病是我国最常见的心脏病疾之一，不仅老龄化社会冠心病的发病率会增高，近几年冠心病还有年轻化的倾向。

人们早在20世纪初就掌握了心电图描记技术，并很快应用于冠心病的诊断，百年来其应用研究进展迅速。又因心电图描记技术方法比较简单且无创，现在已经普及到基层。目前，冠心病的临床诊断依靠下列4个方面的资料，即① 临床症状；②心电图有关资料；③生化和心肌酶学资料；④影像学检查如冠状动脉造影等资料。如果说，在条件比较困难或资源相对不足的情况下，缺少上述第①、③或④项中的某项，单靠典型的心电图改变，或有可能作出冠心病的诊断。反之，即使其他资料都具备，单缺心电图检查，诊断上也还会有不足之处。也就是说，心电图检查是诊断冠心病必不可少的手段。

心电图诊断冠心病的敏感性和特异性都比较高，且费用低，容易复查，医生和患者都易接受。但如没有足够的心电图诊断知识和临床经验，应用心电图诊断冠心病难免发生误诊和漏诊，致使某些患者失去最佳救治时机。

心电图诊断冠心病必须遵循以下要点：①合格的描记，质量低劣的记录可能导致误诊；②密切结合临床病史和其他资料，曾有把无症状的预激综合征或原发性心肌病患者误诊为心肌梗死的案例；③必要的复查，心肌缺血改变可以是一过性的，动态观察能增加发现的机会；④如果诊断还有困难，可以采用运动或药物负荷试验辅助诊断；⑤保存资料，随访比较。

我们通过编写《冠心病心电图解读》这本书，集中整理了临床各种类型和不同病期冠心病患者的心电图，包括一些比较罕见和疑难的图例，分享一些经验或教训，使读者增广见识。

冠心病引起的心电图改变多种多样，有一些特点容易与非冠心病相混淆，能否正确区分两者关系到能否正确治疗和处理，这也是一个难点。为此，本书也收集了比较丰富的病例资料，介绍其与非冠心病心电图的鉴别。

由于编者水平的限制，书中难免存在不足和疏漏，希望学者们不吝赐教。

郭云庚

2014年10月

目　录

第一章　概　　述

冠状动脉粥样硬化性心脏病(coronary atherosclerotic heart disease)指由于冠状动脉粥样硬化使血管腔狭窄或阻塞,和(或)因冠状动脉功能性改变(痉挛)导致心肌缺血缺氧或坏死而引起的心脏病,统称冠状动脉性心脏病(coronary heart disease),简称冠心病,亦称缺血性心脏病(ischemic heart disease)。

冠状动脉粥样硬化性心脏病是动脉粥样硬化导致器官病变的最常见类型,也是严重危害人类健康的常见病。本病出现症状或致残、致死后果多发生在 40 岁以后,男性平均发病早于女性。

一、冠心病的发病机制

本病是由冠状动脉粥样硬化所致,其病因尚不完全清楚。大量的研究表明动脉粥样硬化的形成是动脉壁细胞、细胞外基质、血液成分(特别是单核细胞、血小板及低密度脂蛋白)、局部血流动力学、环境及遗传学等多因素参与的结果。流行病学研究发现,与动脉粥样硬化相关的重要危险因子为血脂蛋白异常、高血压、糖尿病、吸烟、肥胖、血同型半胱氨酸增高、体力活动少、高龄和男性等。冠状动脉之所以易于发生粥样硬化,可能是:①该动脉内膜和部分中膜的血供由管腔直接供给,血中的氧和营养物质直接透入内膜和中膜,因而脂质亦易于透入;②该动脉与主动脉的交角几乎成直角,其近段及主要分支近端受到血流冲击力大,因而内膜易受损伤。

动脉粥样硬化始发于内皮损伤。损伤的原因不仅包括修饰的脂蛋白,还有病毒和其他可能微生物,但目前与微生物存在的因果关系还未确定。动脉粥样硬化病变的形成经历了三个基本的生物学过程:①内膜平滑肌细胞、各种巨噬细胞及 T 淋巴细胞的局部迁移、堆积和增殖;②堆积的平滑肌细胞再在各种生长调节因子的作用下合成较多的细胞外基质包括弹力蛋白、胶原、蛋白聚糖等;③脂质在巨噬细胞和平滑肌细胞以及细胞外基质中堆积,最终导致内膜增厚、脂质沉积形成动脉粥样硬化病变。血小板在损伤、溃破的内皮表面黏附、聚集可导致内皮细胞进一步损伤,并可促发凝血过程形成血栓,加重甚至完全阻塞冠脉管腔。这些病变常会引起心肌的除极、复极、起搏或传导功能的一种或多种改变,体现在心电图上。临床医生则可利用它推测出心脏的一些病变,这就是心电图检查诊断的目的。

二、冠状动脉解剖学基础

冠状动脉(coronary artery)有左、右两支,开口分别在左、右主动脉窦。左冠状动脉(图 1-1)有1~3cm长的主干,然后分为前降支和回旋支。前降支供血给左心室前壁中下部、心室间隔的前 2/3 及二尖瓣前外乳头肌和左心房;回旋支供血给左心房、左心室前壁上部、左心室外侧壁及心脏膈面的左半部或全部和二尖瓣后内乳头肌。右冠状动脉(图 1-2)供血给右心室、心室间隔的后 1/3 和心脏膈面的右侧或全部。这三只冠状动脉连同左冠状动脉的主干,合称为冠状动脉的四支。在左、右冠状动脉系统以及单侧冠状动脉各分支之间还存在侧支血管吻合支。

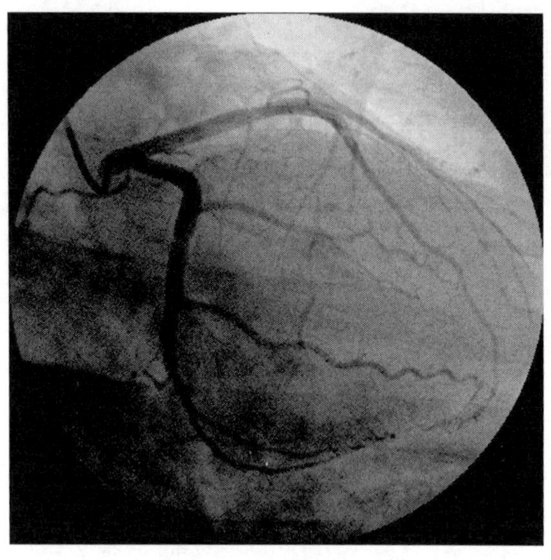

图 1-1 正常左冠状动脉

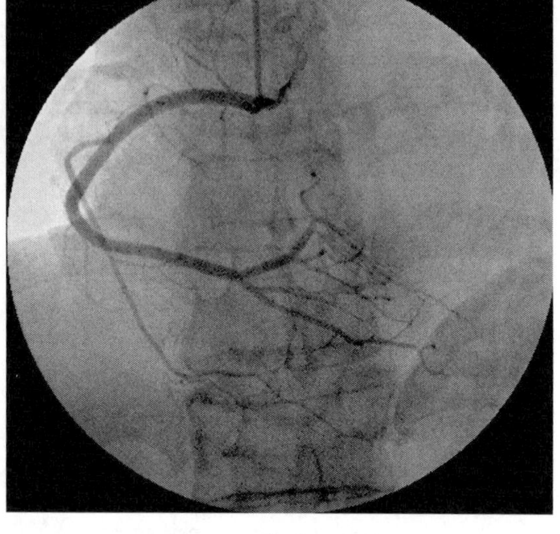

图 1-2 正常右冠状动脉

粥样硬化可累及四支冠状动脉中的一、二或三支,亦可四支同时受累。其中以左前降支受累最为多见,病变也最重,然后依次为右冠状动脉、左回旋支和左冠状动脉主干。病变在血管近端较远端重,主支病变较边缘分支重。粥样斑块多分布在血管分支的开口处,且常偏于血管的一侧,血管横切面上呈新月形(图 1-3~图 1-5)。

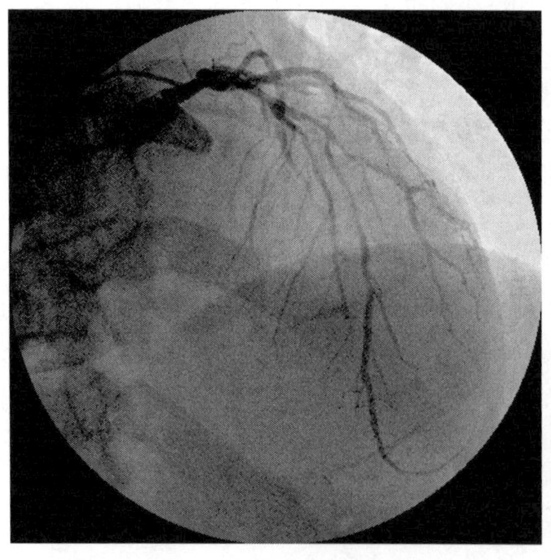

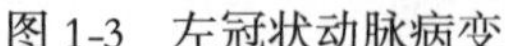

图 1-3 左冠状动脉病变

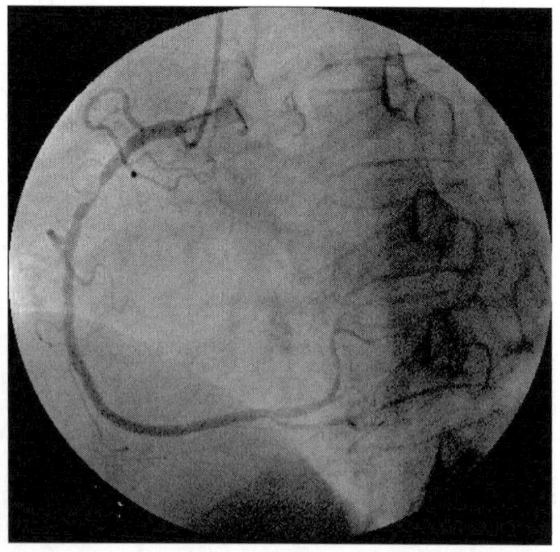

图 1-4 右冠状动脉病变

在正常情况下,通过神经和体液的调节,心肌的需血和冠状动脉的供血两者保持着动态的平衡。当血管腔狭窄<50%,心肌的血供未受影响,患者无症状,各种心脏负荷试验也无心肌缺血的表现。当冠状动脉管腔狭窄>50%~75%,安静时尚能代偿,而运动、心动过速、情

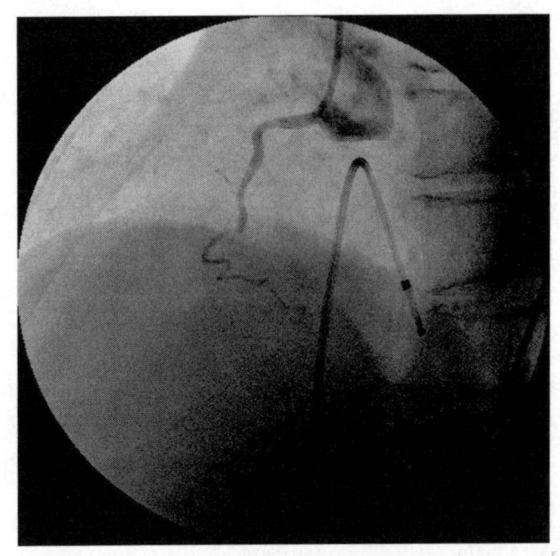

图 1-5 右冠状动脉闭塞

绪激动造成心肌需氧量增加时,可导致短暂的心肌供氧和需氧间的不平衡,称为"需氧增加性心肌缺血"(demand ischemia),这是引起大多数慢性稳定型心绞痛发作的机制。另一些情况下,由于粥样硬化斑块的破裂或出血、血小板聚集或血栓形成、粥样硬化的冠状动脉(亦可无粥样硬化病变)发生痉挛致冠状动脉内动脉张力增高,均可使心肌氧供应减少,清除代谢产物也发生障碍,称之为"供氧减少性心肌缺血"(supply ischemia),这是引起大多数心肌梗死(简称心梗)和不稳定型心绞痛(unstable angina,UA)发生的原因。但在许多情况下,心肌缺血是需氧量增加和供氧量减少两者共同作用的结果。心肌缺血后,氧化代谢受抑制,致使高能磷酸化合物储备降低,细胞功能随之发生改变。短暂的反复缺血发作可对随后的缺血发作产生抗缺血的保护作用以减少心肌坏死范围或延缓细胞死亡,称为"心肌预适应"(myocardial preconditioning)。而短暂的重度缺血后,虽然心肌的血流灌注和耗氧量已恢复,但仍可发生持久的心肌功能异常伴收缩功能的恢复延缓,称为"心肌顿抑"(myocardial stunning)。心肌长期慢性缺血,导致心肌功能下调以减少能量消耗,维持心肌供氧与需氧之间新的平衡,而不发生心肌梗死;当心肌血流恢复后,心肌功能可延迟或完全恢复正常,此现象称为"心肌冬眠"(myocardial hibernation),也是心肌的自身保护机制。持续而严重的心肌缺血则可导致不可逆的细胞损伤和心肌坏死。以上种种病理改变虽然未能都直接反映在心电图上,但也有一定的规律,并具有较高的敏感性和特异性。因此,100 多年来心电图学一直被用作冠心病诊断的重要手段之一。

三、冠心病的分型及诊断标准

近年临床医学家趋于将本病分为急性冠状动脉综合征(acute coronary syndrome,ACS)和慢性冠状动脉病(chronic coronary artery disease,CAD;或称慢性缺血综合征,chronic ischemic syndrome,CIS)两大类。

急性冠状动脉综合征是指在冠状动脉粥样硬化的基础上,斑块破裂、出血,继而血管痉挛,血栓形成,导致冠状动脉血流显著减少或完全中断而引发的一组急性或亚急性心肌缺血的临床综合征,包括不稳定型心绞痛、非 ST 段抬高型心肌梗死(non-ST-segment elevation myocardial infarction,NSTEMI)和 ST 段抬高型心肌梗死(ST-segment elevation myocardial infarction,STEMI)。近年又将前两者合称为非 ST 段抬高的急性冠状动脉综合征(non-ST-segment elevation acute coronary syndrome,NSTE-ACS),后者称为 ST 段抬高的急性冠状动脉综合征(ST-segment elevation acute coronary syndrome,STE-ACS)。慢性冠脉病变包括稳定型心绞痛(stable angina pectoris)、无症状性心肌缺血和缺血性心力衰竭(缺血性心肌病)。

（一）稳定型心绞痛

稳定型心绞痛是指在冠状动脉狭窄的基础上，由于心肌负荷的增加引起心肌急剧的、暂时的缺血与缺氧的临床综合征。

【诊断标准】

A. 典型心绞痛的发作特点，结合患者存在的心血管危险因素，除外其他原因所致的胸痛。

B. 胸痛发作时有心电图缺血性 ST-T 动态改变，或心电图负荷试验为阳性改变。发作时心电图检查中如能发现以 R 波为主的导联中，ST 段下移，T 波低平或倒置，症状缓解后能逐渐恢复则有助于确立诊断。对于心电图无改变的患者可进行心电图运动负荷试验，如负荷试验能诱发心绞痛或心电图缺血性改变亦可确诊。

C. 对于诊断困难的存在心血管危险因素的中高危患者，症状不典型可考虑冠状动脉 CTA 和（或）冠状动脉造影检查。

（二）非 ST 段抬高急性冠状动脉综合征

不伴有心电图 ST 段抬高的急性缺血性胸痛。根据血清心肌损伤标志物是否升高分为不稳定型心绞痛和非 ST 段抬高型心肌梗死。

【诊断标准】

A. 典型的缺血性胸痛等临床表现。

B. 典型的缺血性心电图改变（新发生或一过性 ST 段下移≥0.1mV，或 T 波倒置≥0.2mV）。

C. 如果心脏标志物肌钙蛋白 T（cTn-T）、肌钙蛋白 I（cTn-I）或肌酸激酶同工酶（CK-MB）水平升高，可以诊断 NSTEMI，如果标志物水平没有超过正常范围诊断为 UA。对 NSTE-ACS 患者应及时进行早期危险分层，以便于对高危患者采取积极介入治疗。

（三）ST 段抬高急性心肌梗死

在冠状动脉粥样硬化病变的基础上，发生冠状动脉血供急剧减少或中断，使供血区域的心肌严重而持久地缺血，导致心肌坏死。

【诊断标准】

至少有一项心肌损伤标志物（cTn-T、cTn-I 或 CK-MB）典型升高超过正常值上限，同时至少伴有下述情况中的一项，可诊断 STEMI。

A. 心肌缺血症状。

B. 提示有新发缺血的心电图改变（新发的 ST-T 改变或新发的左束支传导阻滞）。

C. 心电图出现病理性 Q 波。

D. 有新发的存活心肌丢失或新发的室壁运动异常的影像学证据。

如果症状明显，心电图表现为明确的 ST 段抬高，即应尽快开始再灌注治疗，而不必等待血清心肌损伤标志物检测结果。如果心电图表现无确定性诊断意义，早期血清心肌损伤标志物检测结果为阴性，但临床表现高度可疑，则应继续监测心电图和血清标志物，有助于尽早明确诊断。

对高度可疑的患者应进行冠状动脉造影，尽早明确诊断。如临床疑有再发心肌梗死，应连续测定血中存在时间短的心肌损伤标志物，如肌红蛋白（Mb）、CK-MB 等，以确定再梗死的诊断和发生时间。

2012 年 8 月在德国慕尼黑召开的 ESC 大会上公布了第三版更新的心肌梗死全球统一定义。

新版定义的心肌梗死标准为：血清心肌标志物（主要是 cTn）升高（至少超过 99% 参考值上限），并至少伴有以下一项临床指标：

A. 缺血症状。

B. 新发生的缺血性心电图改变[新的 ST-T 改变或左束支传导阻滞（LBBB）]。

C. 心电图病理性 Q 波形成。

D. 影像学证据显示有新的心肌活性丧失或新发的局部室壁运动异常。

E. 冠状动脉造影或尸检证实冠状动脉内有血栓。

血清 cTn 水平的改变对诊断心肌梗死具有绝对重要的价值。但仅仅是心肌缺血而没有坏死时，血清 cTn 水平没有较大改变。如果患者有典型的急性心肌缺血临床症状并伴有血清 cTn 水平升高，就可以确诊为心肌梗死，因为血清 cTn 水平升高标志着缺血的心肌开始死亡。

通过检测坏死心肌细胞释放入血中的蛋白物质，如 Mb、cTn-T、cTn-I、CK 和乳酸脱氢酶（LDH）等可以识别心肌细胞的坏死。但引起这些标志物水平升高的原因众多，故当 cTn 升高而没有缺血的临床证据时，应寻找其他可能导致心肌坏死的病因。

因为 cTn-I 或 cTn-T 几乎完全具有心肌组织特异性并具有高度敏感性，因此是评价心肌坏死的首选标志物。即使心肌组织发生微小区域的坏死也能检查到 cTn 的升高。cTn 的升高对于诊断急性心肌梗死（acute myocardial infarction，AMI）至关重要，应在初诊及 6～9 小时后重复测定，如初期 cTn 检测阴性而临床又高度怀疑急性心肌梗死时应在 12～24 小时后再次测定。心肌梗死患者 cTn 水平升高可在发作后持续 7～14 天。

当没有条件检测 cTn 时，CK-MB 为最佳替换指标。同样，为了明确诊断心肌梗死，应在初诊及 6～9 小时后重复检测 CK-MB 以动态观察其变化的幅度。由于 CK 广泛分布于骨骼肌，缺乏特异性，因此不推荐用于诊断心肌梗死。

传统上 CK-MB 用来检测再发心肌梗死。然而，新近数据表明 cTn 也能提供相似的信息。心肌梗死患者再发心梗症状时应在发作当时及 3～6 小时后重复检测心脏标志物。重复检测标志物水平较之前升高 20% 以上时定义为再发心肌梗死。

关于心肌梗死的临床分型如下。

1 型：由冠状动脉斑块破裂、裂隙或夹层引起冠状动脉内血栓形成，从而导致自发性心肌梗死。

2 型：继发于心肌氧供需失衡（如冠状动脉痉挛、心律失常、贫血、呼吸衰竭、高血压或低血压）导致缺血的心肌梗死。

3 型：疑似为心肌缺血的突发心源性死亡，或怀疑为新发生的心电图缺血变化或新的 LBBB 的心源性死亡。由于死亡已经发生，患者来不及采集血样进行心肌标志测定。

4 型（4a 和 4b）：与经皮冠状动脉介入治疗（percutaneous coronary intervention，PCI）相关的心肌梗死，其中将 4 型心肌梗死分为 4a 型和 4b 型。

5 型：与冠状动脉旁路移植术（Coronary Artery Bypass Grafting，CABG）相关的心肌梗死。

1 型和 2 型心肌梗死的区别在于：1 型心梗患者的冠状动脉内膜是不稳定的，血栓形成是心梗发生的主要原因，需要进行溶栓、抗栓和抗血小板等积极治疗；2 型心梗则没有血栓形成，扩张冠状动脉和改善心肌供氧是治疗的主要措施。

4 型心肌梗死与 PCI 相关，现在将 4 型心肌梗死分为 4a 型和 4b 型。4a 型心梗定义为 PCI 过程所致的心肌梗死，包括球囊扩张和支架植入过程，标准是：术后患者血清 cTn 水平升高超过 99% 参考值上限的 5 倍，并且有其中之一：心肌缺血症状、新的心电图缺血变化、造影所见血管缺失、有新的心肌活力丧失或新的室壁运动异常的影像学证据。4b 型心梗定义为支架血栓形成的心肌梗死，标准是：冠状动脉造影或尸检所见缺血相关血管有血栓形成，血清心肌标志物升高至少超过 99% 参考值上限。

5 型心肌梗死定义为：心肌梗死与 CABG 有关，患者的 cTn 要超过 99% 参考值上限 10 倍，并伴有以下证据之一：心电图新出现的病理性 Q 波或 LBBB、造影证实新的桥（静脉桥或动脉桥）内堵塞、新的心肌活性丧失或新发的局部室壁运动异常。

（四）无症状性心肌缺血

无症状性心肌缺血可分为以下三种类型。

Ⅰ型：临床完全无症状的心肌缺血。

Ⅱ 型：心肌梗死后的无症状心肌缺血。

Ⅲ 型：临床有心绞痛表现，同时伴有无症状心肌缺血。

【诊断标准】

无症状性心肌缺血的诊断可依据的无创性检查，包括：

A. 动态心电图或心电图运动负荷试验发现心肌缺血。

B. 负荷核素心肌显像发现有心肌缺血的改变。

C. 超声心动图或负荷试验发现节段性室壁运动异常。

Ⅱ型和Ⅲ型患者由于已明确冠状动脉粥样硬化性心脏病诊断，故只要以上无创性检查发现心肌缺血的证据，即可诊断。由于以上无创性检查皆有一定的假阳性，故不能单纯依靠这些检查确定Ⅰ型患者，必须进行选择性冠状动脉造影，提示存在有意义的固定狭窄，才能确立诊断，必要时考虑血管内超声检查协助诊断。

（五）心脏性猝死

【诊断标准】

心搏骤停患者可在动脉粥样硬化的基础上发生冠状动脉痉挛或血栓栓塞，导致心肌急性缺血，造成局部电生理紊乱，引起严重心律失常（绝大部分是心室颤动，少部分是心室停搏，也可能出现心脏电机械分离）。

有前瞻性研究显示约 50% 冠状动脉粥样硬化性心脏病死亡是猝死，发生在症状开始后短时间（瞬间至 1 小时）内。半数患者事前无症状。部分患者有先兆症状常是非特异性且较轻，如疲劳、胸痛或情绪改变等，未能引起患者警惕和医师的注意。有些患者平素“健康”，夜间死于睡眠之中。部分患者则有心肌梗死的先兆症状。

第二章　冠心病的心电图学诊断

当前冠心病的诊断主要依靠病史、心电图、心肌坏死标志物及影像与介入检查。但上述4方面的手段都存在局限性。病史诊断依靠主观症状往往欠准确，况且许多病例缺乏自觉症状。cTn及一些心肌酶标志物只限于急性心肌梗死的诊断，时间窗较窄。影像诊断特别是冠状动脉造影是创伤性操作，需有复杂的设备和专门的技术，一时尚难以普及应用。唯心电图检查所能提供的信息较多，方法简单无创，目前已经十分普及，且收费低廉，方便复查随访，因此尽管近年来对冠心病的诊断标准经过多次更新，心电图检查始终是不可缺少的手段。本书的目的在于介绍各类型冠心病及其不同时期的心电改变，并举出实例，帮助读者应用心电图诊断冠心病。

一、冠心病的心电图改变

（一）稳定型心绞痛

在冠状动脉固定显著狭窄基础上，由于心肌负荷增加引起的前胸压榨性疼痛或憋闷感。常发生于劳力负荷增加时，持续数分钟，休息或应用硝酸甘油可以缓解，情绪激动、受寒或饮酒可以诱发。

静息时心电图常规导联约50%心电图正常，部分患者有非特异性ST段压低或T波低矮，偶见存在陈旧性心肌梗死改变，可以有房性或室性期前收缩，房室或束支传导阻滞。

心绞痛发作时绝大多数患者可出现暂时性心肌缺血，内膜下缺血较显著，部分导联ST段呈水平或下斜型降低，T波倒置，可确认为心绞痛发作。含服硝酸酯类药物，疼痛可迅速缓解，心电图可恢复正常。在平时有T波持续倒置的患者，心绞痛发作时T波有时可变为直立（“假性正常化”），也有诊断意义。常规导联心电图对稳定型心绞痛可早期提供独特和重要的诊断和预后信息。

心电图负荷试验是最常用的是活动平板或踏车试验，按年龄和体重给予一定的运动量，运动中持续监测心电改变，运动前、运动中每增加1次运动量均应记录心电图，运动终止后每2分钟重复心电图记录，直至心率恢复至运动前水平。进行记录时应同步测量血压。运动中出现典型心绞痛，心电图主要改变以ST段水平型或下斜型压低≥0.1mV（J点后60～80毫秒）持续2分钟为运动试验阳性标准。运动中出现心绞痛、步态不稳、室性心动过速或血压下降时即停止运动。本试验有一定比例的假阳性或假阴性结果，单纯的运动试验结果不能作为诊断或排除冠心病的依据。

Holter动态心电图或连续动态监测，可补充常规心电图检查的不足。卢喜烈报道应用动态心电图观察到心绞痛发作及发作前后心电图的显著变化帮助诊断冠心病（图2-1）。

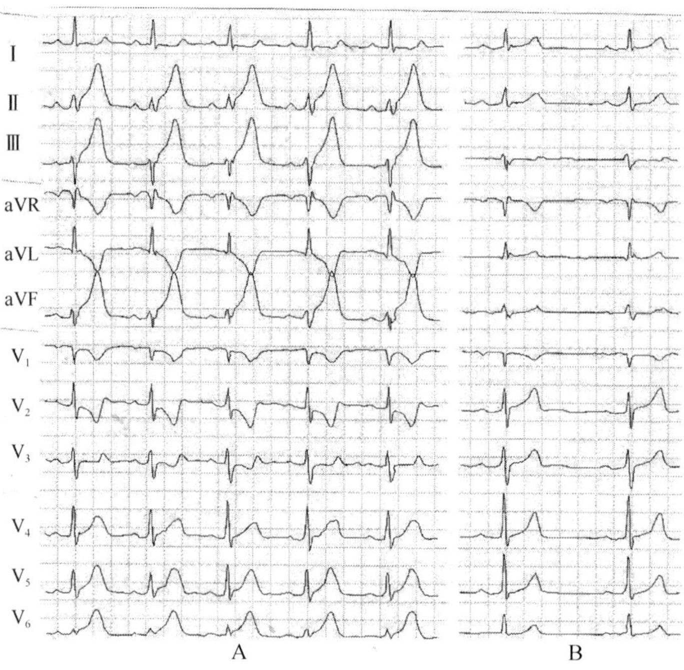

图 2-1　动态心电图监测

A. 心绞痛发作时心电图异常；B. 缓解时消失

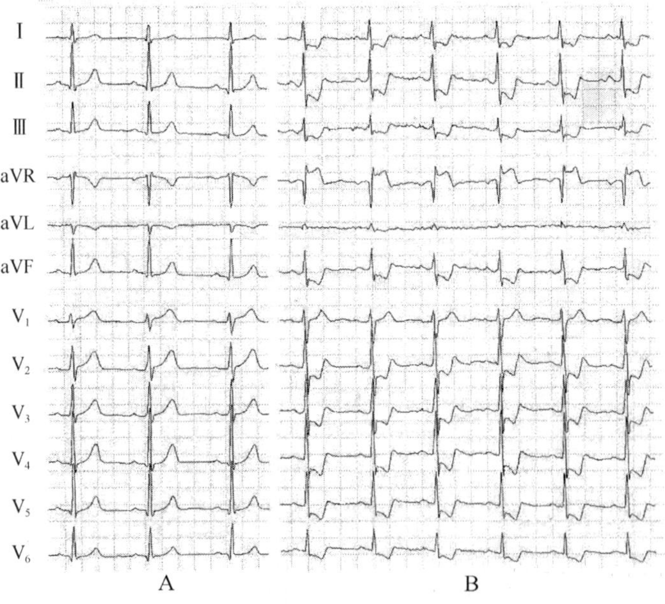

图 2-2　不稳定心绞痛，左主干病变

A. 动态心电图正常；B. 心绞痛发作时 ST 显著改变

（二）不稳定型心绞痛

主要是冠状动脉内不稳定斑块出血、纤维帽裂隙、表面血小板聚集或刺激冠状动脉痉挛导致缺血加重。不稳定型心绞痛包括新发心绞痛、恶化型心绞痛和静息心绞痛等。在心绞痛发作时常规心电图可能有某些导联 ST 段抬高（图 2-2），易发展为急性心肌梗死，有血浆心肌标志物肌 cTn-T 或 cTn-I 升高和（或）心肌酶指标升高。若只有某些导联 ST 段呈水平或下斜型压低，压低程度与缺血严重程度呈正比，但不伴心肌标志物升高，则属于稳定型心绞痛。

（三）急性心肌梗死

最早的心电图表现有复极异常，如 ST 段抬高，并与异常倒置的 T 波相连，形成弓背型抬高（STEMI）对称型 ST，此时心肌酶学可有早期改变。此时期是溶栓治疗最好的时期（出现症状开始 3～6 小时），溶栓成功的再通指标是心肌酶洗脱到血流中，致酶峰提前，并可能发生再灌注心律失常，表现为室性心动过速甚至心室颤动。需要进行监护必要时抢救，成功率高。稍后可能发生透壁性心肌梗死，即有异常 Q 波出现。

以上 3 种都是急性心肌梗死时特异的表现，对确定诊断有重大价值。

（四）心肌梗死亚急性期

急性心梗经抢救，病情稳定，偏移的 ST 段降回至基线；倒置的 T 波呈对称漏斗状（冠状 T）是心肌梗死演变期的特征。

随着病变的进一步恢复，T 波进行性变浅、变平甚至恢复正常。

（五）陈旧性心肌梗死

以上急性及亚急性心电图改变逐渐消失，遗留陈旧性 Q 波改变。陈旧性 Q 波倾向于永久遗留，部分患者早先未曾有急性症状，心电图陈旧性 Q 波可能无意地被查出。相反，有些梗死面积较小的 Q 波，在恢复期心电图上可以消失，不留明显异常。

（六）缺血性心肌病（ischemic cardiomyopathy）

病理基础是心肌微血管因长期缺血引起的纤维化，冠状动脉造影多呈严重的纤维化，管腔狭窄，但可无闭塞。表现为心脏增大，心电图呈缺血、心律失常等改变，但无典型的心肌梗死图形。

二、心电图改变与心肌梗死部位的关系

心电图改变与心肌梗死部位的关系（表 2-1）。

表 2-1　ST 抬高型心肌梗死的心电定位诊断

导联	前间隔	局限前壁	前侧壁	广泛前壁	下壁	下间壁	下侧壁	高侧壁	正后壁
V_1	+			+		+			
V_2	+			+		+			
V_3	+	+		+		+			
V_4		+		+					
V_5		+	+	+				+	
V_6			+					+	
V_7			+					+	+
V_8									+
V_9									+
aVR									
aVL		±	+	±	−	−	−	+	
aVF		…	…	…	+	+	+	−	
Ⅰ		±	+	±	−	−	−	+	
Ⅱ		…	…	…	+	+	+	−	
Ⅲ		…	…	…	+	+	+	−	

注：+表示正面改变（ST 抬高 T 改变，Q 波）；−表示负向改变（QRS 主波向上导联的 ST 段下压，T 倒置）；±表示可能有正面改变；…表示可能有反面改变。

三、冠心病引起的窦性心律异常

最重要的影响是窦房结功能减退，老年人窦性心率往往轻度减慢，但对生理功能影响可能不大。窦房结功能衰竭表现有显著的心率变慢，如不足 40 次/分或伴有窦性停搏或窦房传导阻滞即有可能影响血液循环致有头晕、晕厥或心源性脑缺血发作（Adams-Stokes 综合征）。心率显著减慢和快速异位心律不规则交替发作者称为“慢-快综合征（bredy-tachycardia）”。

四、冠心病引起的异位心律

本症较为常见，最常见的如房性或室性期前收缩，短阵的心动过速，严重时有心房颤动。心室颤动罕见，只在突发大面积心肌梗死或濒危时出现。

五、冠心病引起的传导障碍

二度以上窦房传导阻滞不少见。急性或慢性心肌缺血常可引起不同程度的房室传导阻滞，导致心律的改变，高度的房室传导阻滞则往往病情急重，需要急救处理。

第三章　需与冠心病鉴别的异常心电图

一、肥厚型心肌病

本症并不少见，特别是一些室间隔非对称性肥厚的病例由于除极向量的改变，致使部分导联出现病理性 Q 波或 QS 波，很像心肌梗死，异常现象持续时间很长，不似冠心病心电图那样常有演变过程，也没有冠心病有关症状表现、心肌酶标志物亦无升高，冠状动脉造影亦阴性。经治疗不能改变异常 Q 波。

二、心尖肥厚型心肌病

肥厚型心肌病的一种类型，以较局限于心尖部的肥厚为主。因不影响左室流出道，不引起临床症状，患者并无自觉症状，都是在体检心电图时无意地被发现。特点是在若干重要导联上出现显著的 ST-T 异常，包括 ST 显著偏移和 T 波深倒，呈漏斗状，很像心肌梗死的演变期，持续时间很长，常被误诊为“冠心病”，导致治疗无效。心肌标志物检测未见异常，X 线检查正常或可疑左室肥厚；心脏 B 超检查可证实心尖部心肌肥厚。

三、β 受体功能亢进症

心脏神经症的一种类型，多与疲劳或精神因素有关，临床特点是患者有较多的主观症状，最常见的如心悸，怔忡，心前区显著不适，影响工作和睡眠，但食量尚可，生命体征正常，生化检查与心肌酶标志物正常。心电图表现往往有轻度窦性心动过速或偶见期前收缩，最突出的表现为 ST-T 压低和浅倒。往往误诊为冠状动脉缺血或心肌炎，长期进行不适当的治疗，未能收效。β 受体阻滞剂对本症有特殊疗效，40mg 的普萘洛尔一次口服 1~2 小时，可以使患者异常的心电图表现明显改善或消失，即所谓普萘洛尔试验“阳性”，而口服治疗剂量的普萘洛尔或美托洛尔 1～2 个星期，可以使 β 受体功能亢进患者的症状大为减轻或消失，心电图的异常表现随之改善或恢复正常。

四、心　肌　桥

冠状动脉及其分支通常行走于心脏表面的心外膜下脂肪中或心外膜深面，当一段冠状动脉被心肌所包绕，该段心肌称为心肌桥（myocardial bridge）。心肌桥是一种先天性血管畸形，心脏收缩时被心肌桥覆盖的这段冠状动脉受到压迫，出现收缩期狭窄，而心脏舒张时冠状动脉压迫被解除，冠状动脉狭窄也被解除。1960 年 Postsmann 和 Wig 首先描述了该种血管畸形，主要通过血管造影中看到收缩期狭窄或“挤奶效应”来辨认。心肌桥引起的心电图改变与慢性冠脉缺血相同，只是有时比较容易消失或时隐时现。

五、肺动脉左房瘘

肺动脉左房瘘（pulmonary artery-left atrium fistula，PA-LAF）非常罕见。在临床上，PA-LAF的表现多样，患者可以一出生病情就很严重，亦有迟至60天才出现症状。该病如不能得到及时的诊断和治疗，可产生心力衰竭等并发症。其心电图表现多有左室肥大劳损等改变，类似冠心病心电图。冠状动脉造影有助确诊。

六、左冠状动脉异常起源于肺动脉

左冠状动脉异常起源于肺动脉（ALCAPA）发病率低，在临床上非常罕见。约90%患者自然死亡于婴儿期。体检心界左大，左第二肋间可闻及Ⅲ/Ⅵ级连续性杂音，P_2亢进。部分病例的心电图呈左室肥厚ST段抬高和主要导联病态的Q波或QS波，T波倒置，与心肌梗死心电图类似。X线胸片示肺血多，肺动脉段凸出，左室大。选择性冠状动脉造影示右冠状动脉粗大迂曲，冠状窦没有发出左冠状动脉，而由右冠状动脉→侧支循环→左冠状动脉分支→左主干→肺动脉顺次显影，左冠状动脉开口于肺动脉。

七、Brugada综合征

Brugada综合征是一种离子通道基因异常所致的心电疾病，属心源性猝死的高危人群。1992年由西班牙学者Brugada P和Brugada J两兄弟首先提出。Brugada综合征多见于男性，男女之比约为8∶1，发病年龄多数在30~40岁。Brugada综合征是一种编码离子通道基因异常所致的家族性原发心电疾病。患者的心脏结构多正常，心电图具有特征性的“三联征”：右束支阻滞、右胸导联（V_1 ~V_3）ST呈下斜形或马鞍形抬高、T波倒置，临床常因室颤（心室颤动）或多形性室速（室性心动过速）引起反复晕厥、甚至猝死。

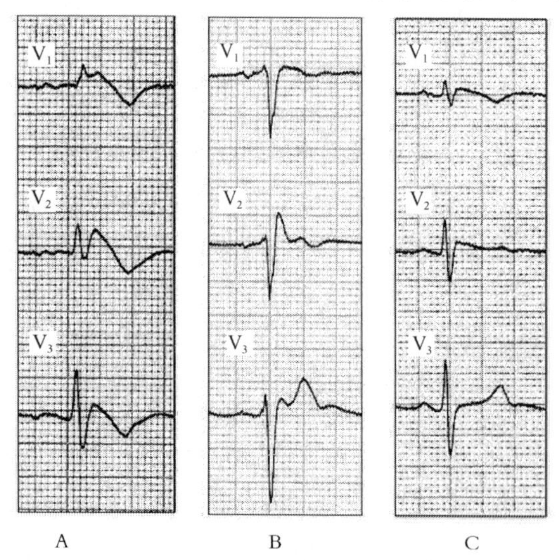

图3-1　Brugada综合征分型
A. Ⅰ型；B. Ⅱ型；C. Ⅲ型

Brugada综合征不同患者的临床表现差异较大，有的患者无症状、有的则反复发生晕厥甚至猝死。发作时心电监测几乎均为室颤。病理检查可发现大多患者有轻度左室肥厚。心脏电生理检查大部分可诱发多形性室速或室颤。

2002年8月欧洲心脏病协会总结了Brugada综合征的心电特征并将其分为如下三型（图3-1）。

Ⅰ型：以突出的“穹隆型”ST段抬高为特征，表现为J波或抬高的ST段顶点≥2

mm，伴随 T 波倒置，ST 段与 T 波之间很少或无等电位线分隔。

Ⅱ型：J 波幅度（≥2mm）引起 ST 段下斜型抬高（在基线上方并≥1mm），紧随正向或双向 T 波，形成“马鞍型”ST 段图型。

Ⅲ型：右胸前导联 ST 段抬高<1mm，可以表现为“马鞍型”或“穹隆型”，或两者兼有。不同的心电图图型可以在同一个患者身上先后观察到，三种类型心电图之间可以自发或通过药物试验而发生改变。

详细询问病史和家族史是诊断本症的关键。不能解释的晕厥、晕厥先兆、猝死生还病史和家族性心脏猝死史是诊断本症的重要线索。如患者出现典型的Ⅰ型心电图改变，且有下列临床表现之一，并排除其他引起心电图异常的因素，可诊断为 Brugada 综合征：①记录到室颤；②自行终止的多形性室速；③家族心脏猝死史（<45 岁）；④家族成员有典型的Ⅰ型心电图改变；⑤电生理诱发室颤；⑥晕厥或夜间濒死状的呼吸。

下列情况均可引起“Brugada 综合征样心电图改变”，临床中应加以鉴别：①急性前间壁心肌梗死；②右或左束支阻滞；③左心室室壁瘤；④主动脉夹层；⑤急性肺栓塞。应注意鉴别。

八、过早复极综合征

一般认为过早复极综合征（early repolarization syndrome，ERS）是正常心电图的一种变异，出现率为 1%～2.5%或更高。其特点是①R 波终末部有 J 波（又称 Osborn 波）；②引起 ST 段抬高，幅度 1～5mm 左右，多呈上斜型与 T 波相连；③可能伴有 T 波高耸；④一般不伴有相关的结构性心脏异常和临床症状，预后良好。文献报告可伴有室性心律失常者，可能是 Brugada 综合征，而非过早复极综合征。本综合征主要应与 ST 抬高性心肌梗死和急性心包炎区别。

第四章　冠心病心电图实例解读

例1　急性前间壁心肌梗死，心房颤动（图 4-1）

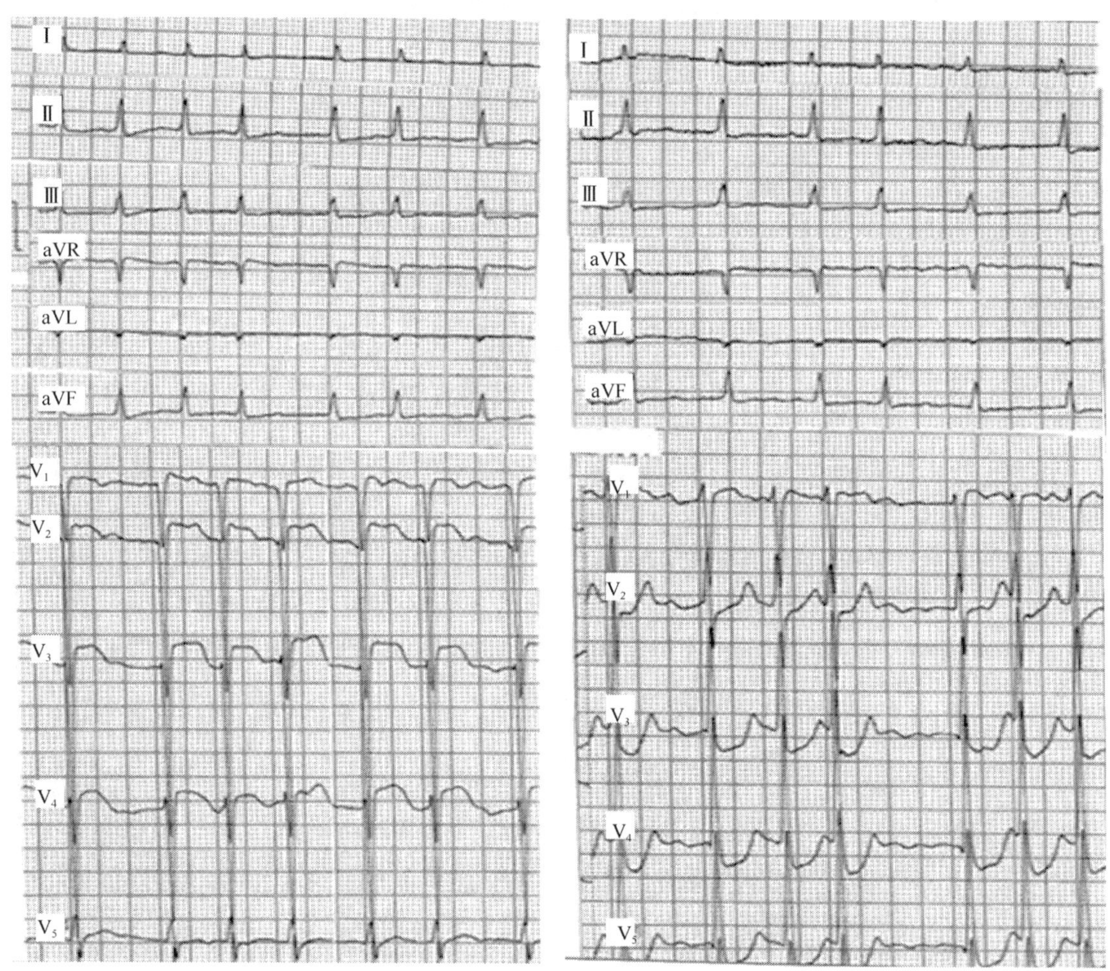

图 4-1　急性前间壁心肌梗死、心房颤动心电图

【临床资料】

何××，男性，71 岁。胸前剧痛，放射至肩背部，持续 2 小时，伴恶心、呕吐、出汗，门诊急诊血压 90/60mmHg，心率快，心律不齐。生化检查：Tn-T 0.32μg/ml，CK100U/L。

【心电图表现】

到达急诊室时，描记左列 12 导联心电图。

1. 各导联无 P 波，有小“f”波。

2. 室律绝对不齐，平均 124 次/分，QRS 波呈室上性。

3. V_1 和 V_2 导联心室波呈 QS 型。

4. ST $V_1 \sim V_4$ 呈弓背形抬高 0. 2~0. 5mV,肢联 ST-T 低矮。

口服单硝酸异山梨酯 40mg,美托洛尔 25mg,嚼服阿司匹林 100mg,静脉滴注低分子肝素(Enoxaparin)30mg 后 25 分钟描记右列心电图。

1. 心律无改变,心室律不齐,心室率平均 120 次/分。
2. 导联 V_1 和 V_2 的 QS 波形消失,出现 R 波。
3. 胸前导联 ST 弓背形抬高消失,ST $V_2 \sim V_5$ 明显压低 2~5mV。

【心电图诊断】

1. 急性前间壁心肌梗死。
2. 频速型心房颤动。

【评述】

1. 本例 STEMI 表现经初步处理迅速改善。
2. 造影证实左前降支中段狭窄 90% 以上,置入支架一枚。

例 2　急性心肌梗死演变期,三束支传导阻滞(图 4-2)

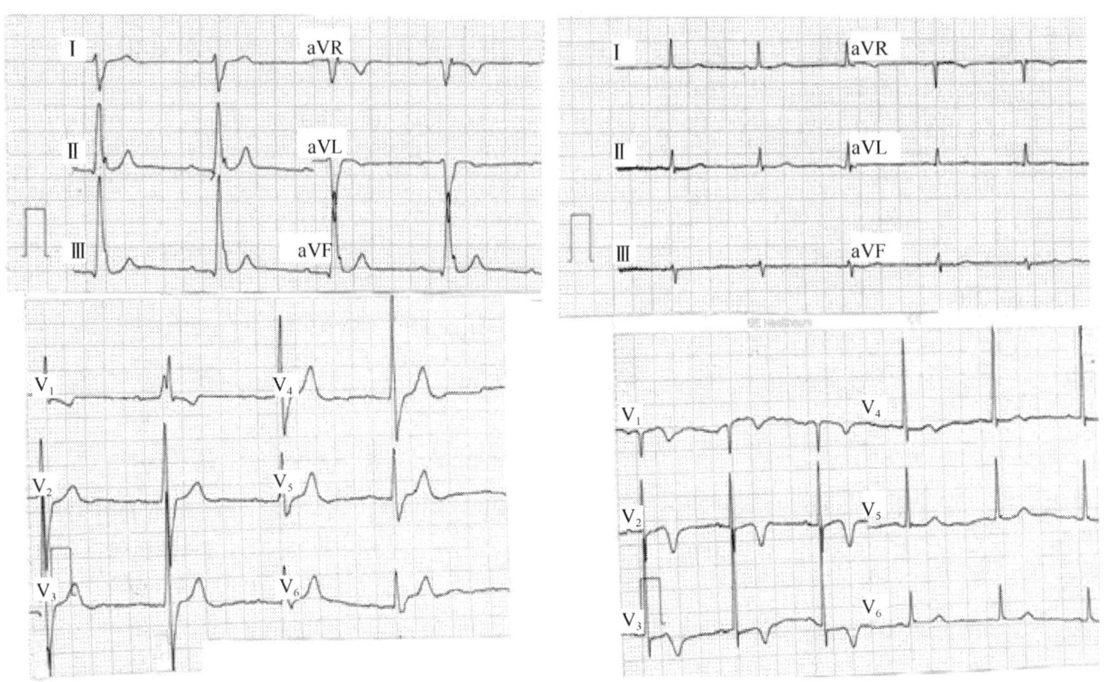

图 4-2　急性心肌梗死演变期、三束支传导阻滞心电图

【临床资料】

林××,男性,76 岁。糖尿病史 10 余年,高血压史 8 年,治疗不规范。本次因糖尿病足住外科,突发胸痛及虚脱,转心内科。检查血糖 16mmol/L,Tn 0.8ng/ml。诊断为急性冠状动脉综合征。

【心电图表现】

第一次(2013 年 6 月 5 日):

1. 窦性心律,心率 50 次/分,P-R 间期 0.24 秒,QRS 时限 0.12 秒,QRS Ⅰ 呈 rS 型,QRSⅡ、Ⅲ、aVF 呈 QR 型,电轴右偏。

2. QRS V_1 呈 rsR′型,胸导联 S 波宽。

第二次(2013 年 6 月 6 日,经抢救,次日血压平稳):

1. 窦性心律,心率 57 次/分,P-R 间期 0.16 秒;QRS 时限 0.07 秒,波形大致正常。

2. 肢联低电压,ST-T 低平,导联 V_2、V_3 出现漏斗状 T 波倒置,ST 压低 0.2mV。

【心电图诊断】

第一次:三束支传导阻滞(右束支及左后分支三度阻滞,左前分支一度阻滞)。

第二次:经抢救束支阻滞消失,其他表现符合急性心肌梗死演变期。

【评述】

本例病情严重,濒临三度房室传导阻滞,内科抢救一时好转,继续治疗,准备介入及起搏器治疗。

例3　冠脉缺血,平板运动试验结果阳性(图4-3~图4-5)

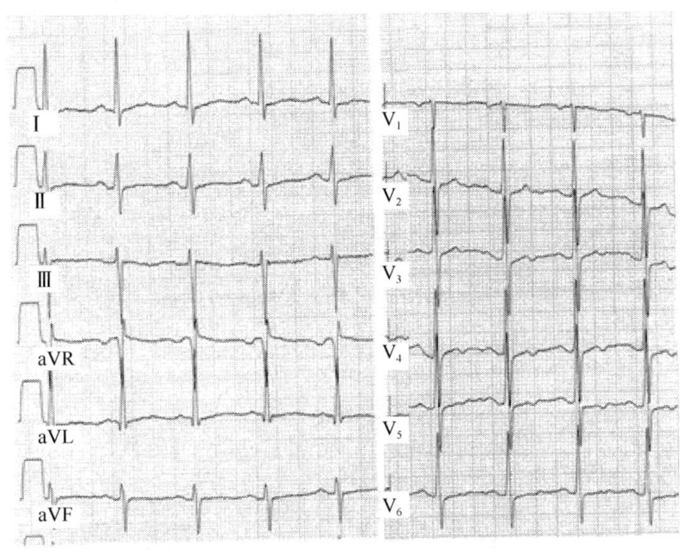

图4-3　冠脉缺血,安静时心电图

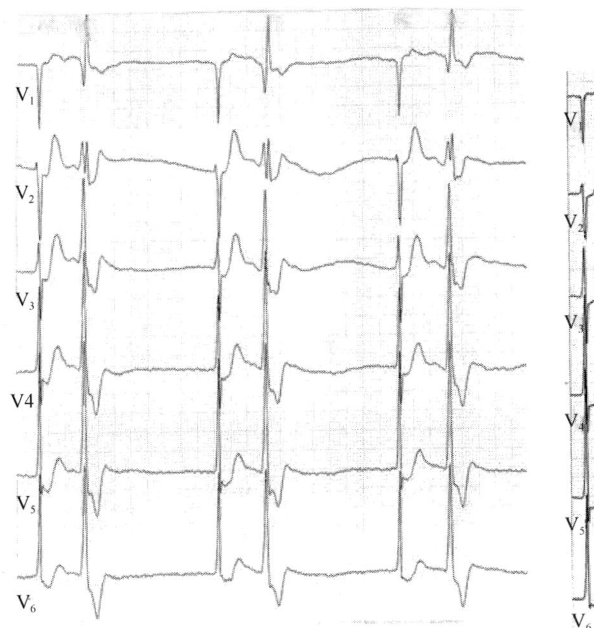

图4-4　冠脉缺血,运动后休息1分39秒心电图

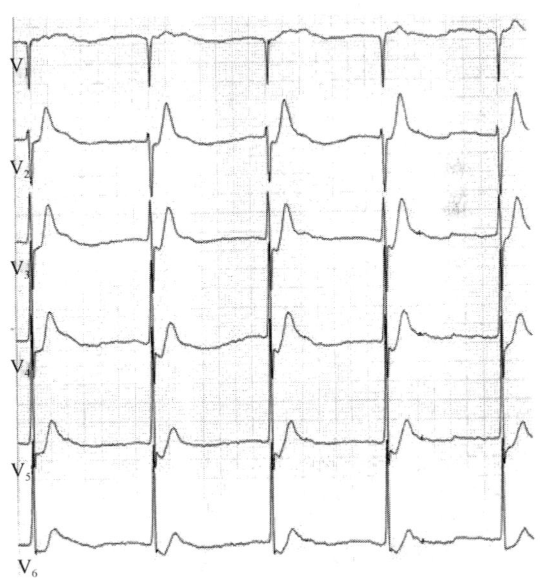

图4-5　冠脉缺血,运动后休息2分30秒心电图

【临床资料】

林××,男性,65岁。高血压史6年,药物治疗效果尚可。新近一个月不规则发生胸闷,登楼略感气急。血压136/90mmHg,心肺无异征。血脂、心肌酶在正常范围。空腹血糖7mmol/L。进行平板运动试验。

【心电图表现】

1. 安静时:窦性心律,心率 84 次/分。P-R 间期 0.14 秒;QRS 时限 0.08 秒,波形大致正常。肢联 T 波较低矮,T V_3~V_6 较低矮,轻度双向。

2. 平板运动试验后 1 分 39 秒:交界心律及频发心室性期前收缩,呈二联律;ST V_2~V_6 显著压低 3~5mm。

3. 休息后 2 分 50 秒:交界心律 42 次/分,整齐缓慢,ST V_2~V_6 压低 2~4mm。

【心电图诊断】

1. 安静时心电图:可疑冠脉缺血。

2. 平板运动后 1 分 39 秒:交界心律,频发室性期前收缩,二连律。

3. 休息后 2 分 50 秒:交界心律。

【评述】

平板运动试验结果阳性。

例 4　异常 QⅢ心电图(图 4-6)

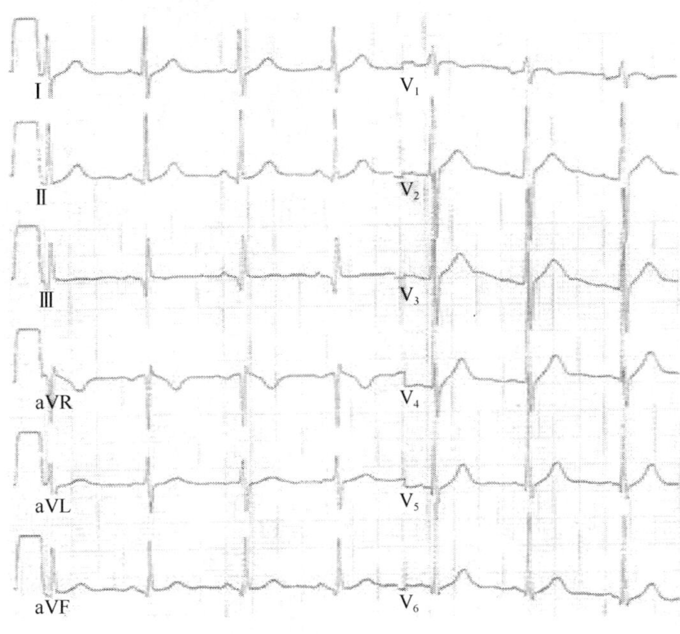

图 4-6　异常 QⅢ心电图

【临床资料】

陆××,男性,68 岁。既往身体尚健康,1 个月来不规则发生左侧胸痛,每次持续 2~5 分钟不等,程度中等,急行或登楼时可能诱发,休息则可终止,食睡如常。到医院求诊,发现血压 150/70mmHg,心律齐,心脏无杂音,A2>P2,肺(-)。胸部 X 线检查:主动脉型心脏,主动脉弓有钙化斑。生化检查:TC 6.4mmol/L,TG 1.9mmol/L,HDL-C 2.4mmol/L,血糖 6.0mmol/L,血清心肌酶学检查 Tn-T 值及 N-端前脑钠肽值均在正常水平。冠脉 CTA:左前降支斑块狭窄 30%,侧旋支及右冠狭窄不足 20%。临床诊断:心绞痛,稳定型。

【心电图表现】

1. 窦性心律,心率 81 次/分,P-R 间期 0.16 秒,P 形态正常。
2. QⅢ深度>R/4,宽 0.04 秒,QⅡ、aVF 浅小,QRS 时限 0.08 秒,Q-T 间期 0.36 秒。
3. 其余 ST-T 波形正常。

【心电图诊断】

QⅢ异常。

【评述】

本例有心绞痛,临床表现心电图有异常 QⅢ,无其他改变,冠脉 CTA 见到的斑块尚不足引起心肌梗死,临床症状可能与“冠脉痉挛”引起的缺血有关,可能属于“X 综合征”。此类病例应加随访,酌用抗动脉粥样硬化药物及 β 受体拮抗剂有一定效果。

例 5　心绞痛发作假性正常化(图 4-7,图 4-8)

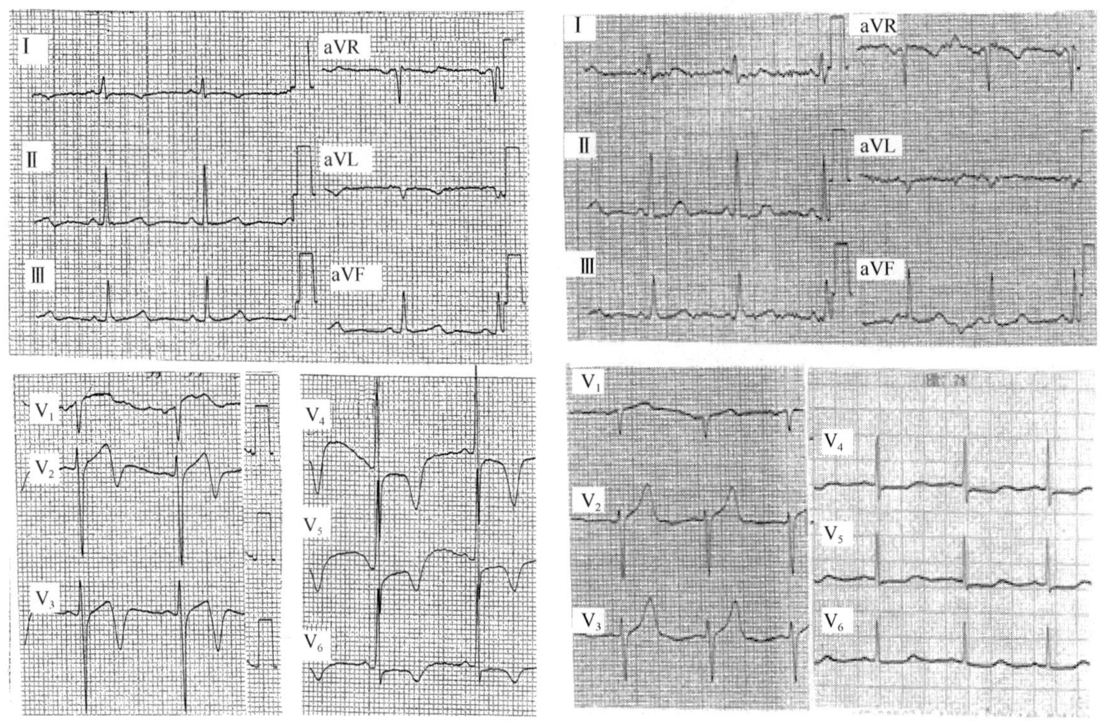

图 4-7　心绞痛未发作时心电图　　图 4-8　心绞痛发作时,假性正常心电图

【临床资料】

赖××,男性,60 岁。因心前绞痛求诊,门诊体检血压正常,心肺(-),无其他体征,心电图发现异常,收容住院观察,次日心前疼痛发作立即检查心电图未见异常。

【心电图表现】

23 时 0 分,入院时,无胸痛。

1. 窦性心律,心率 75 次/分,P-R 间期 0.14 秒,QRS 时限 0.08 秒,QRS 波形大致正常。

2. ST V_1~V_2 抬高 1~2mV,ST V_4~V_6 压低 0.2mV。

3. T V_2~V_6 深倒,幅度 4~10,呈对称漏斗状。

次晨 8 时 20 分,心绞痛发作时,以上 ST-T 改变已消失,各导联心电图波形大致正常。

【心电图诊断】

1. 安静时心电图符合冠脉缺血改变。

2. 心绞痛发作时心电图改变呈“假性正常化”。

【评述】

冠脉缺血心电图改变假性正常化现象应视同为阳性改变。

例6　急性下壁、前侧壁及右心室心肌梗死(图 4-9)

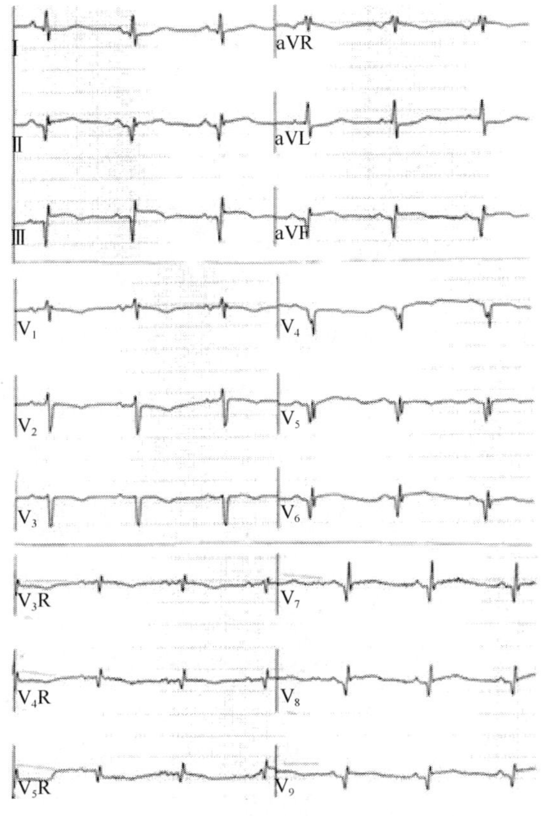

图 4-9　急性下壁、前侧壁及在心室心肌梗死心电图

【临床资料】

林××,女性,80 岁。既往冠心病史。

【心电图表现】

1. 窦性心律,心率 72 次/分,P-R 0.17 秒,QRS 时限 0.08 秒,额面 QRS 电轴 69°,Q-T 间期 0.406 秒,QTc 间期 0.444 秒。

2. QRS Ⅱ、Ⅲ、aVF 有深 Q 波,R V3 突然变小,QRS V_4~V_6 有深 Q 及切迹。

3. 导联 V_4R、V_5R、V_7~V_9 有病理 Q 波。

4. ST V_2、V_3、aVF、V_3~V_6 弓背抬高。

【心电图诊断】

1. 窦性心律。

2. 急性下壁,前侧壁及右心室心肌梗死。

【评述】

本例心肌梗死范围广泛,其中可能有一部分(如前侧壁)为陈旧病变。

例 7　急性下壁心肌梗死，二度 I 型房室传导阻滞（图 4-10～图 4-12）

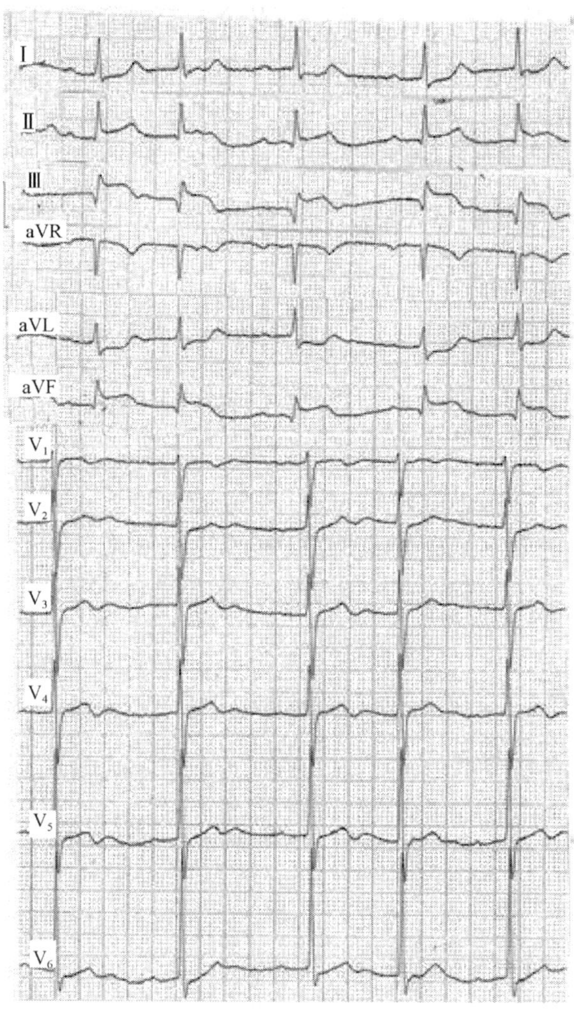

图 4-10　急性下壁心肌梗死，二度 I 型房室传导阻滞心电图

PCI 术前冠脉造影见图 4-11。

PCI 术后冠脉造影见图 4-12。

【临床资料】

江××，男性，47 岁。生化检查：Tn-T 0.138μg/ml（正常 0～0.014μg/ml），CK-MB 37.6U/L（正常 0～25U/L），CK-MB（质量）18.99μg/ml（正常 0～4.94μg/ml）。冠脉造影显示：右冠脉完全闭塞。

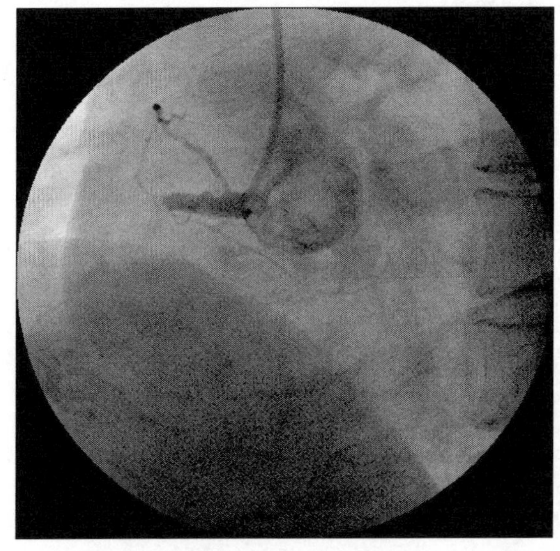

图 4-11 PCI 术前冠脉造影

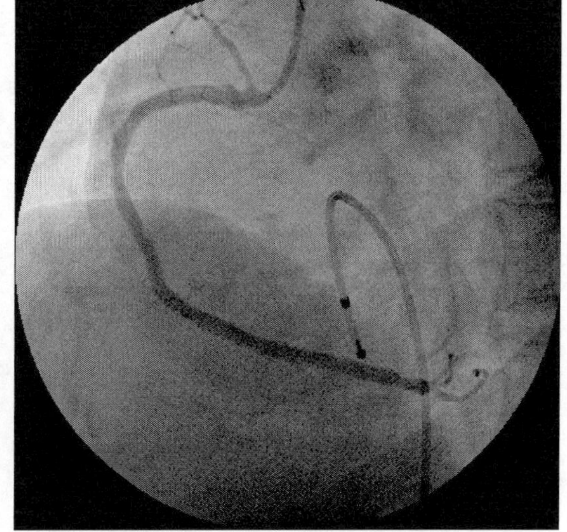

图 4-12 PCI 术后冠脉造影

【心电图表现】

1. 窦性心律,P 波规则出现,心房率 110 次/分,每 2~3 次 P 波为 1 组,P-R 逐次延长然后 QRS 脱漏 1 次,呈 3∶2 至 2∶1 下传。

2. 导联Ⅱ、Ⅲ、aVF 有 Q 波形成,但仅有 QⅢ>R/4。

3. STⅡ、Ⅲ、aVF 抬高 2~3mV,呈弓背状并与 T 波相连,STⅠ、V_5 轻度压低。

【心电图诊断】

1. 窦性心律。

2. 二度Ⅰ型房室传导阻滞(文氏现象)。

3. 急性下壁心肌梗死。

【评述】

1. 本例为早期急性心梗,属 STEMI,但已有 Q 波形成。

2. 右冠脉闭塞易累及传导系统,本例为二度Ⅰ型房室传导阻滞,读片要认真,勿与房性期前收缩混淆。

例 8　冠心病，窦性停搏，室性自发心律(图 4-13)

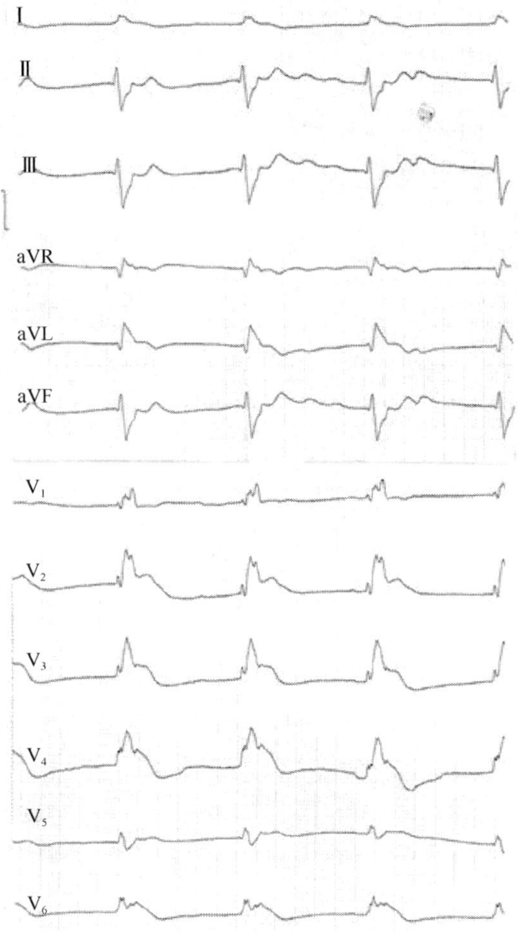

图 4-13　冠心病，窦性停搏，室性自发心律心电图

【临床资料】

张××，男性，50 岁。患者有冠心病史，被发现晕倒在地，急送医院。神志丧失，脉搏血压测不到，无呼吸，急行心脏按压，人工呼吸等心肺复苏，心电图短暂出现，终因电机械分离，急救无效死亡。

【心电图表现】

1. 各联无 P 波。

2. 心室律整齐，心室率缓慢(47 次/分)，QRS 显著宽大畸形，时限 0. 17 秒，额面 QRS 电轴 70°，Q-T 间期 0. 448 秒，QTc 间期 0. 397 秒。

3. V_2~V_4 导联 ST 段显著上升。

【心电图诊断】

1. 窦性停搏。

2. 室性自发心律。

【评述】

本例冠心病猝死，所记为濒死心电图。

例 9　急性前壁心肌梗死(图 4-14～图 4-15)

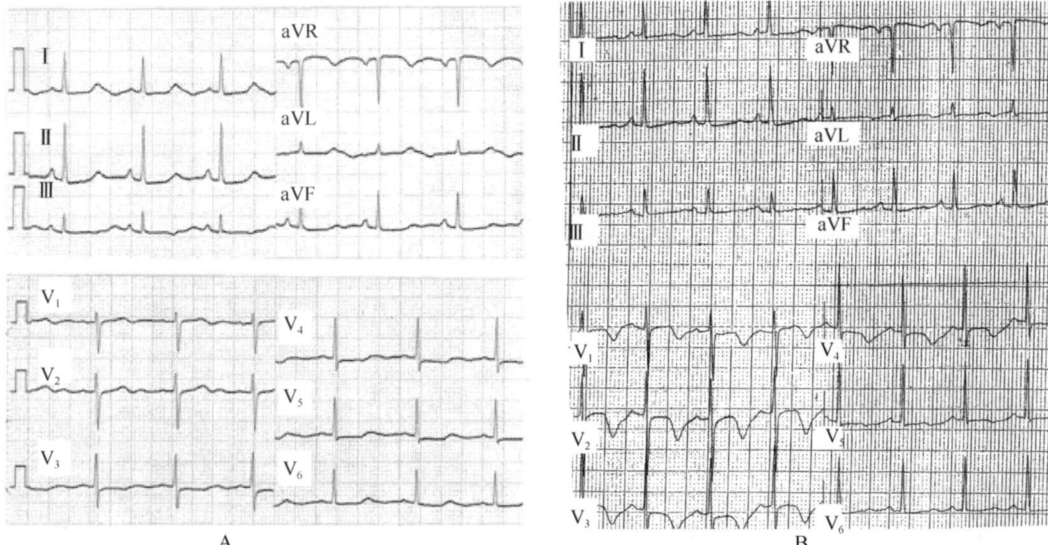

图 4-14　急性前壁心肌梗死心电图

A. 入院时;B. 第二日复查时

【临床资料】

陈×,女性,27 岁。因面部轻度水肿就医,血压(170～190)/100mmHg,收容住院。体检:面及双踝部轻度水肿。心脏无扩大,无杂音,肺无啰音,肝脾肾未触及。生化检查: TC 8.5mmol/L, LDL-C 4.2mmol/L. Cr 287μmol/L, CK 120/L, CK-MB 67 U/L, Tn-T 0.4ng/ml,尿蛋白(++)。心电图检查异常。

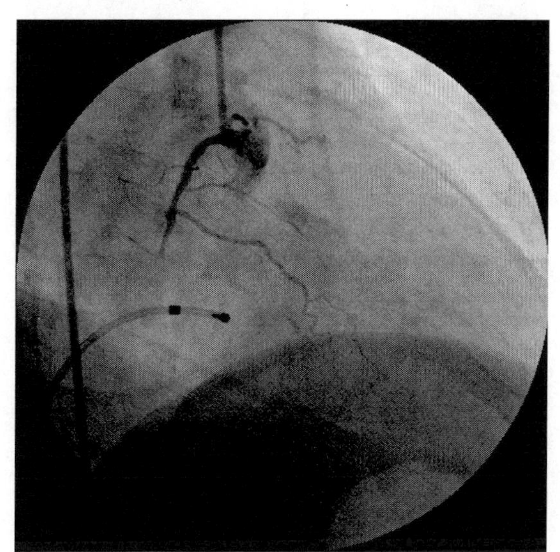

图 4-15　急性前壁心肌梗死冠脉造影

【心电图表现】

1. 入院时:窦性心律,心率 75 次/分,P-R 间期 0.13 秒,QRS 波时限 0.06 秒,波形正常,额面 QRS 电轴正常。大多数导联 ST 段水平型压低 0.1mV,ST aVR 抬高 0.1mVR。Q-T 间期 0.44 秒。

2. 第二日复查:窦性心律,心率 93 次/分;胸联 V_2～V_4 各 ST 段仍压低 0.1mV,T V_1～V_4 明显倒置,深度 3～6mV。Q-T 间期 0.48 秒。

【心电图诊断】

心电图结合临床提示急性前壁心肌梗死。

【评述】

本例最后诊断为家族性高脂血症，继发性高血压。冠脉造影（图 4-15）显示左前降支中段狭窄 90%，置入支架 1 枚，过程顺利。

该例资料表明 cTn-T 增高诊断急性心肌梗死的敏感性不低于心电图，本例心电图未见病理性 Q 波，可能是由于病灶是非透壁性之故。

例 10　急性下壁及前壁心肌梗死，左前分支阻滞(图 4-16)

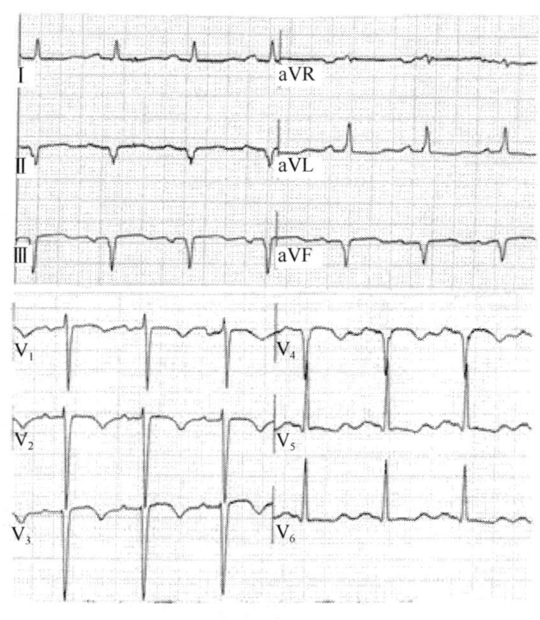

图 4-16　急性下壁及前壁心肌梗死，左前分支阻滞心电图

【临床资料】

邹××，男性，69 岁。心前区剧痛半日入院，生化检查心肌酶明显升高，心脏 B 超发现室壁瘤。

【心电图表现】

1. 窦性心律，心率 79 次/分，P-R 间期 0.2 秒，QRS 时限 0.09 秒。

2. QRS Ⅱ、Ⅲ、aVF、V_4 呈 QS 型，Q V_5 较宽，Q-T 时限 478 毫秒，QTc 间期 551 毫秒，额面 QRS 电轴−5°。

3. ST Ⅱ、Ⅲ、V_2、V_3、V_4 弓背型抬高 0.1~0.2mV。

【心电图诊断】

1. 窦性心律。

2. 急性下壁及前壁心肌梗死。

3. 左前分支阻滞。

【评述】

本例胸导联 R 波振幅自右到左逐渐降低，是前壁心肌梗死的特征，较为典型。

例 11　急性下壁心肌梗死，完全性房室传导阻滞，交界性逸搏（图 4-17）

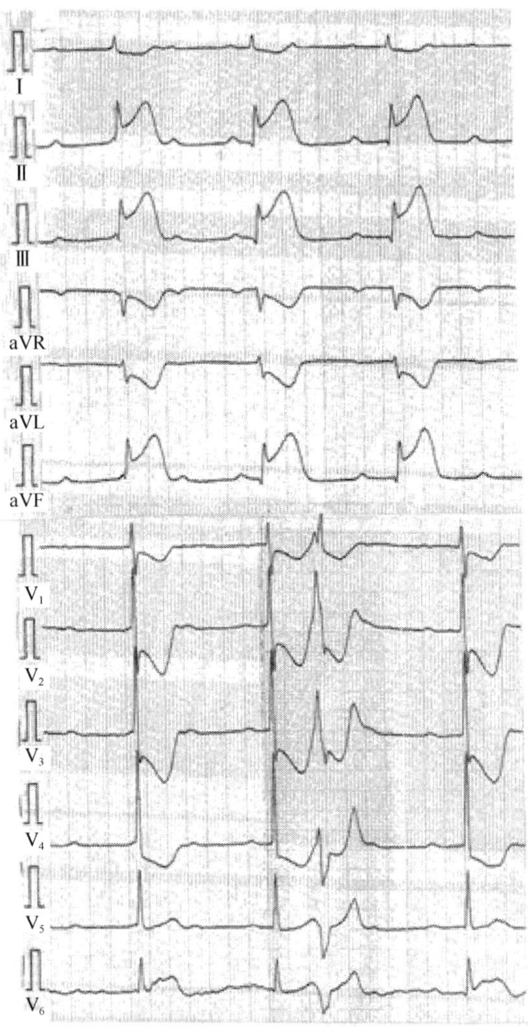

图 4-17　急性下壁心肌梗死，完全性房室传导阻滞，交界性逸搏心电图

【临床资料】

俞××，女性，76 岁。突发心前区压榨样持续疼痛 1 小时许，伴冷汗及虚弱。高血压史 18 年，平日服降压药，血压波动（140～160）/（70～80）mmHg。体检：急性病容，呻吟，血压 96/70mmHg。心率缓慢，心律偶有不齐，心音钝，双肺底小量捻发音。血清 LDH、CK、CK-MB、AST 升高均超过正常值的 2 倍，Tn-I 阳性。临床诊断：急性心肌梗死。

【心电图表现】

1. 窦性心律，心率 100 次/分，均未下传至心室。

2. QRS 缓慢整齐，频率 44 次/分，与 P 波无关联，形态呈室上性，时限 0. 08 秒。

3. STⅢ，aVF 显著抬高 0. 5～0. 6mV，呈弓背状，与 T 波融合成单项曲线。STⅠ、aVL、aVR、V_1～V_4 显著下斜型压低 0. 3～0. 6mV，与倒置 T 波融合，与上述 ST-T 抬高导联恰成“镜像”。

4. 偶发心室性期前收缩。

【心电图诊断】

1. 急性下壁心肌梗死。
2. 完全性房室传导阻滞。
3. 交界性逸搏。
4、偶发心室性期前收缩。

【评述】

下壁心肌梗死缺血,较易波及房室传导系统,导致房室传导阻滞。

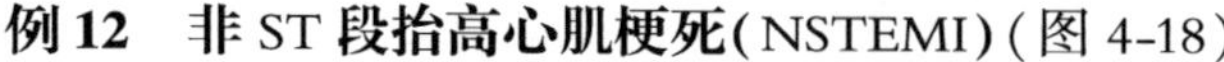

例 12　非 ST 段抬高心肌梗死（NSTEMI）（图 4-18）

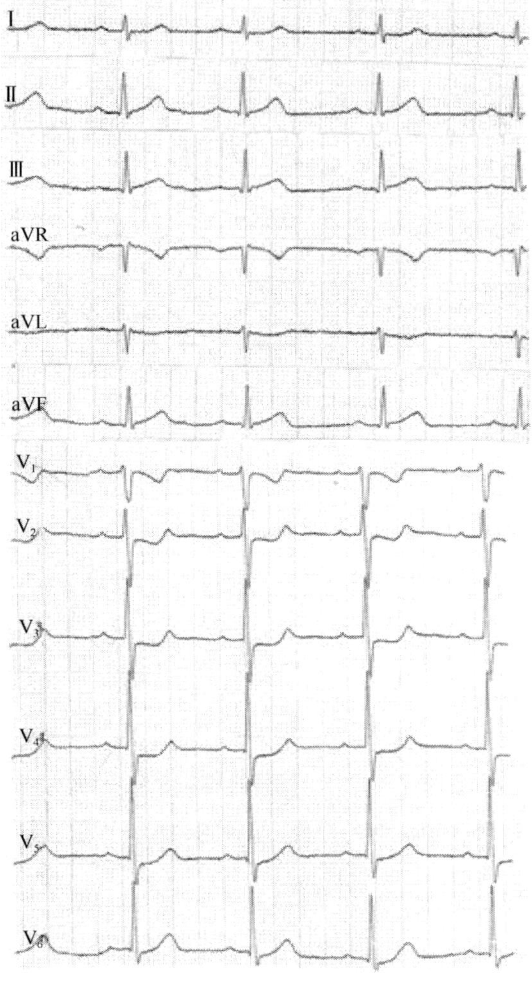

图 4-18　非 ST 段抬高心肌梗死心电图

【临床资料】

张××，男性，60 岁。2013 年 2 月 9 日 7 时突发胸前区剧痛，持续 30 分钟以上，伴冷汗，头晕，面色苍白，呕吐 3 次，吐出少量胃内容物。急诊住院按 ACS 处理。生化检查：Tn-T 0.42ng/ml，ALT 50U/L，LDH 246U/L，CK 640U/L，CK-MB 94U/L，HBDH 204U/L。临床诊断：急性心肌梗死。按心肌梗死治疗及监护，2 日后复查 Tn-T 上升至 4.82ng/ml，心肌酶升高大致同入院时。冠脉造影显示右主干支未见明显狭窄，左前降支近段狭窄约 75%，D1 近段狭窄 90%，置入支架 1 枚，左回旋支中段狭窄 50%～90%，置入支架 1 枚。予硝酸甘油扩冠，β 受体阻滞剂，抗血小板药物及中药处理后，临床症状消失，复查心电图各导联波形大致正常。

【心电图表现】

1. 窦性心律，心率 60 次/分，P-R 间期 195 毫秒，QRS 间期 98 毫秒，Q-T 间期 410 毫秒，QTc 间期 411 毫秒，QRS 额面电轴 81°。

2. ST V_2~V_6 压低，呈斜线型降低，与 T 波相连或负正双向；ST Ⅰ 轻度压低，ST Ⅱ、Ⅲ、aVF 轻度抬高。

【心电图诊断】

非 ST 段抬高心肌梗死。

【评述】

本例由急性心梗临床表现，但心电图检查阳性改变不明显，不如 cTn-T 敏感，次日心电图出现典型改变，cTn-T 更有明显增高。

例 13　右心室心肌梗死(图 4-19)

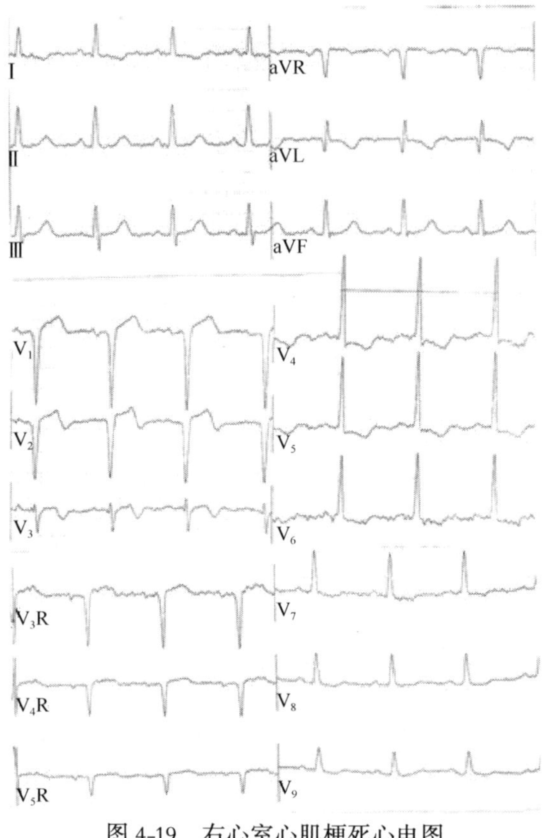

图 4-19　右心室心肌梗死心电图

【临床资料】

林××,男性,77 岁。高血压史 5~6 年,吸烟史 30 余年,偶感心悸,门诊发现心电图异常。住院后测量血压 150/90mmHg。生化检查:TC 6.9mmol/L, LDL-C 4.0mmol/L, TG 3.5mmol/L,心肌酶学指标无异常。

【心电图表现】

1. 窦性心律,心率 80 次/分,P-R 间期 136 毫秒,QRS 时限 72 毫秒。

2. V_1、V_2、V_3R、V_4R、V_5R 等导联心室波呈 QS 型,aVL 导联 Q 波宽 0.04 秒,深度大于 R/4。

3. 右胸导联 ST 段升高,左胸导联 ST 段下斜型压低,伴有 T 波倒置,Q-T 间期 346 毫秒,QTc 间期 406 毫秒。

【心电图诊断】

1. 窦性心律。

2. 右心室心肌梗死。

【评述】

本例心肌梗死症状不明显,心肌酶学指标大致正常,可能酶学异常时段已过。

例 14　急性前壁心肌梗死(STEMI)(图 4-20)

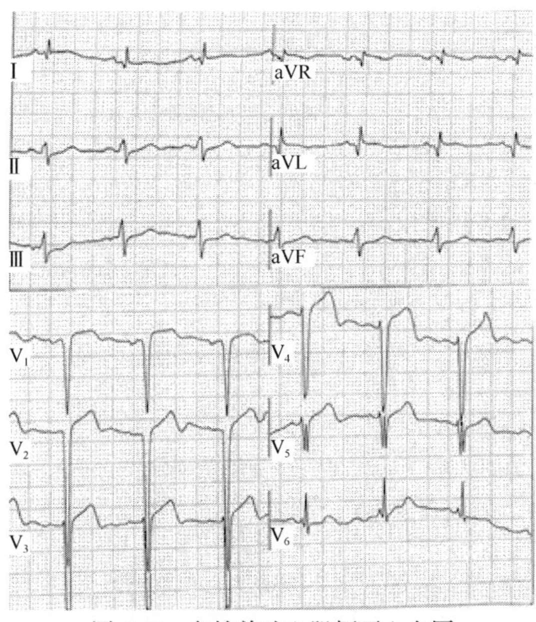

图 4-20　急性前壁心肌梗死心电图

【临床资料】

陈××,男性,80 岁。胸前持续绞痛半日,软弱,出汗,门诊测得血压 90/60mmHg,拟诊断为急性心肌梗死。

【心电图表现】

1. 窦性心律,心率 82 次/分,心律整齐。

2. QRS 时限 0.07 秒。

3. 导联Ⅰ及 aVL Q 波较宽,达 0.04 秒。导联 V_1 及 V_2 有深宽 Q-S 波。胸前导联 R 波幅度增长不良,V_5、V_6 导联呈 rSr′S′型。

4. V_1~V_5各导联 ST 段抬高 0.2~0.3mV。

【心电图诊断】

急性前壁心肌梗死(STEMI)。

【评述】

冠脉造影表明左前降支中段远端梗死,置入支架 1 枚。

例 15　右心室心肌梗死(图 4-21)

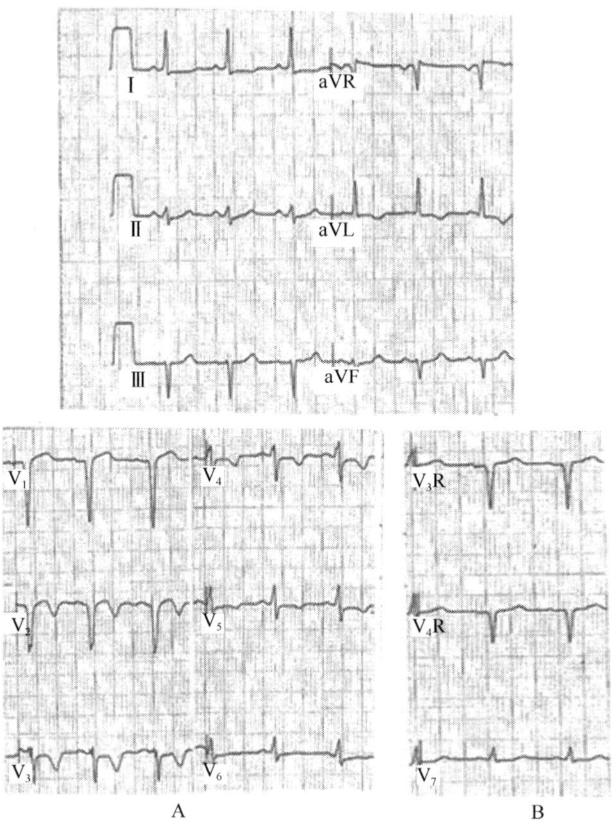

图 4-21　右心室心肌梗死心电图

【临床资料】

罗××,70 岁,男性。胸前剧痛 3 天,自服“救心丹”,无明显效果。血压 124/80mmHg,心率较快,胸部听诊无杂音。生化检查:Tn-T 0. 2 ng/ml,CK 200U/L。

【心电图表现】

1. 窦性心律,心率 90 次/分,P-R 间期 0. 13 秒。
2. QRS 时限 0. 08 秒,导联 V_1、V_2 及右胸导联 V_3R、V_4R 均呈 QS 型,R V_3 不明显。
3. T V_2~V_5 倒置,大都呈对称漏斗型。

【心电图诊断】

右室心肌梗死。

【评述】

右室心肌梗死的临床症状可能较轻,右胸导联对诊断有较大帮助。

例 16　陈旧性下壁心肌梗死,急性后壁心肌梗死(图 4-22,图 4-23)

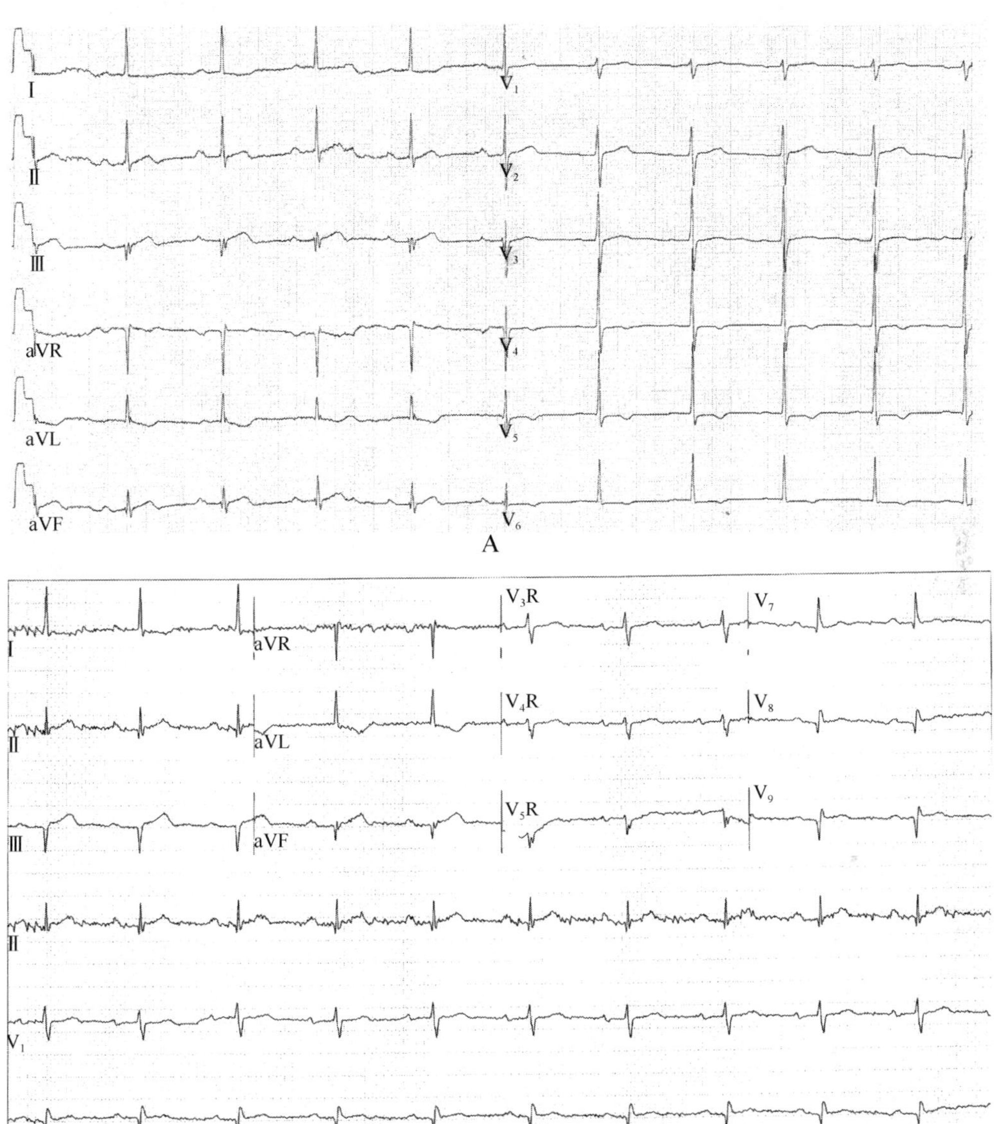

图 4-22　陈旧性下壁心肌梗死,急性右壁心肌梗死心电图
A. 急诊检查;B. 入院检查

【临床资料】

患者,男性,80 岁。10 年前因冠状动脉缺血,在外院放置左前降支和右冠脉支架各一枚后情况尚可。新近 5 天胸闷、胸痛频繁发作,拟诊不稳定性心绞痛,2012 年 6 月在本院急诊科门诊就诊,收容住院。

【心电图表现】

第一次(2012 年 6 月 18 日,急诊科门诊):

1. 窦性心律陈旧性下壁心肌梗死。

2. 一度房室传导阻滞(P-R 间期 0.23 秒)。
3. 慢性冠状动脉缺血。

第二次(2012 年 6 月 19 日入院后):

入院检查有血清心肌酶增高,补充描记 18 导联心电图证明 V_8 和 V_9 有病理性 Q 波。

【心电图诊断】

1. 窦性心律。
2. 陈旧性下壁心肌梗死。
3. 急性后壁心肌梗死。
4. 一度房室传导阻滞。

【评述】

本例急性后壁心肌梗死,入院后一度发生心房颤动,经内科治疗恢复良好。

例 17 陈旧性间壁心肌梗死(图 4-23)

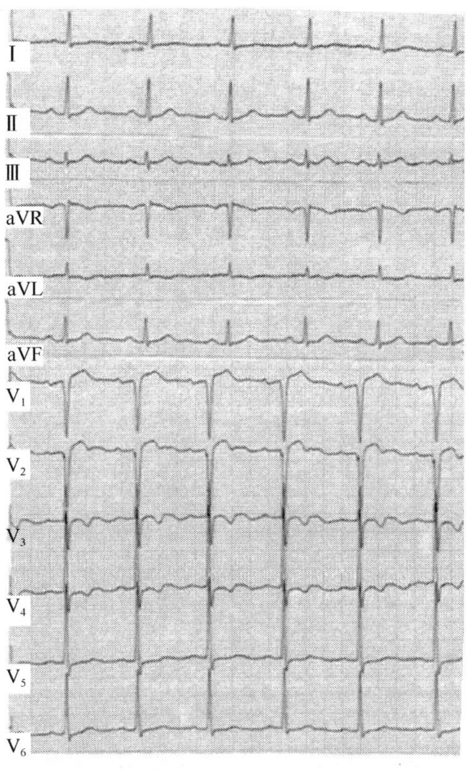

图 4-23 陈旧性间壁心肌梗死心电图

【临床资料】

高××,男性,68 岁。高血压史 10 年,在农村服药治疗,血压最高 150/90mmHg,平日控制较好,半个月前自觉不规则胸前及剑突部阵发痛,疑为"胃病",服胃药未愈。体检血压 140/80mmHg,生化检查:TC 6.0mmol/L,TG 2.2mmol/L,LDL-C 1.8mmol/L,血糖 5.8mmol/L,CK 200 U/L,CK-MB 20U/L,其余心肌酶学正常。冠脉造影:左前降支狭窄 70%,回旋支 20%,右冠狭窄 30%。

【心电图表现】

1. 窦性心律,P-QRS-T 波规则出现,频率 72 次/分,P-R 间期 1.96 秒,QRS 时限 0.09 秒。

2. 导联 V_1 及 V_2 心室波呈 QS 型,Q V_2 降支有切迹。

3. ST-T V_3~V_4 呈负正双向,T Ⅰ、V_5、V_6 低矮(<R/10),其余波形大致正常。

【心电图诊断】

陈旧性间壁心肌梗死。

【评述】

本例发生急性心肌梗死时未曾及时被发现,来诊时酶学指标异常大都已经恢复。

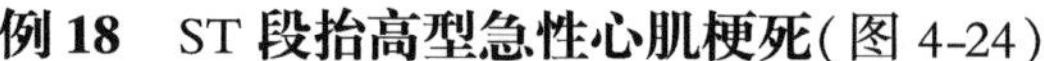

例 18 ST 段抬高型急性心肌梗死(图 4-24)

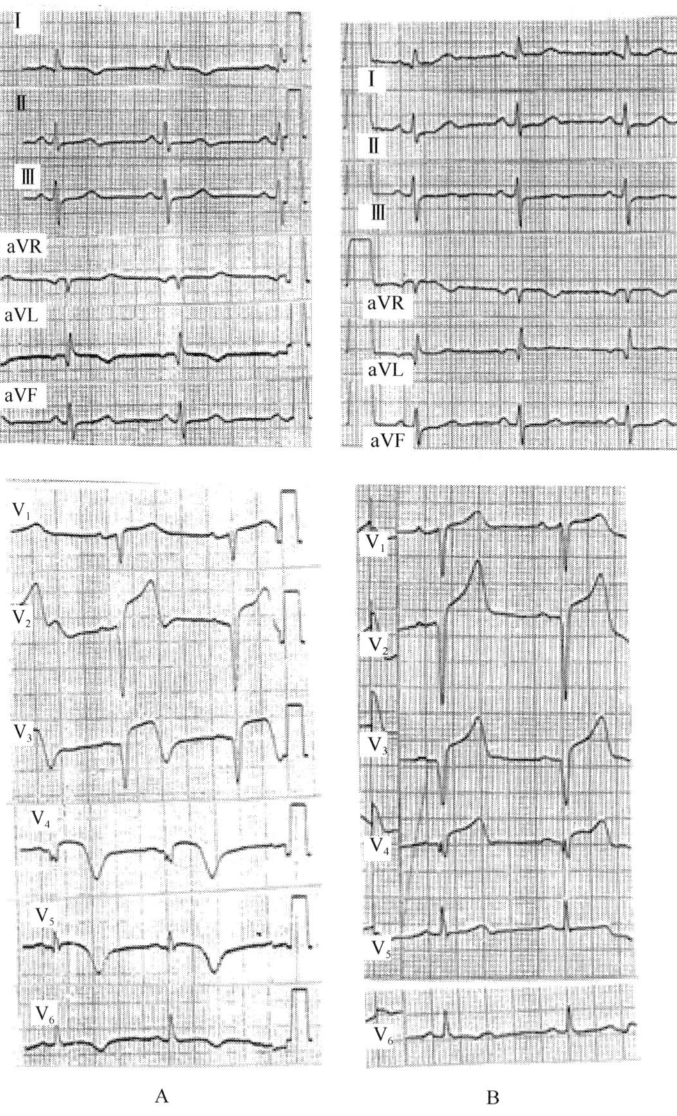

图 4-24 A. ST 段抬高型急性心肌梗死心电图

A. 入院时;B. 第二次

【临床资料】

游××,男性,78 岁。突发胸前剧痛 4 小时伴出汗,高血压病史 6 年,药物治疗控制血压(140~150)/80mmHg,入院体检心律血压正常,心肌酶 CK 260U/L,CK-MB 120U/L。

【心电图表现】

第一次(2006 年 12 月 19 日 09:15, 入院时):

1. 窦性心律 67 次/分,P-R 间期 0.16 秒,QRS 时限 0.09 秒。

2. V_2、V_3、V_4 病理性 QS 波,导联 aVL Q>R/4。

3. ST V_1~V_5 显著抬高 0.2~0.5mV,呈弓背状,与正负双相 T 波融合,T 波深倒 4~7mm。

第二次(2006 年 12 月 20 日 08:00):

1. 窦性心律 69 次/分,P-R 间期 0.16 秒,QRS 时限 0.07 秒。

2. 胸导联及 aVF 导联 Q 波情况与入院时大致相同。

3. 胸导联 ST 抬高情况显著改善,T 波大致正常。

【心电图诊断】

1. 窦性心律。

2. ST 抬高型急性心肌梗死。

【评述】

本例来诊时溶栓治疗时间窗已过,内科急救病情稳定。

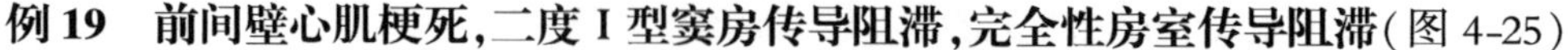

例 19　前间壁心肌梗死，二度 I 型窦房传导阻滞，完全性房室传导阻滞（图 4-25）

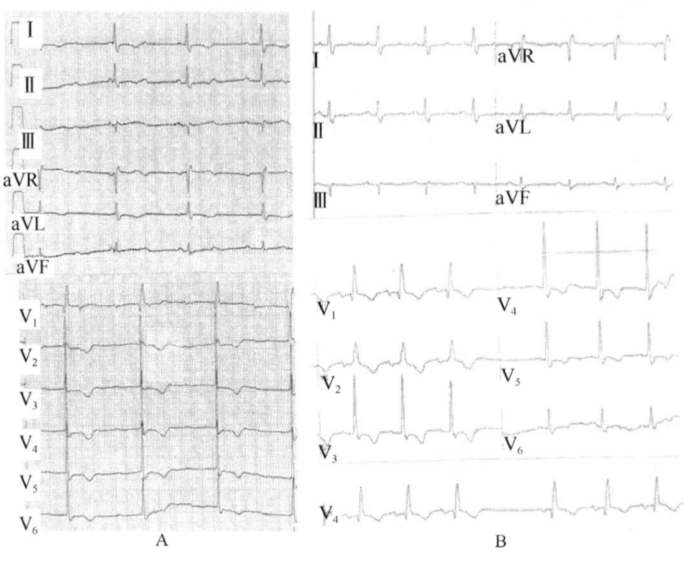

图 4-25　前间壁心肌梗死，二度 I 型窦房传导阻滞，完全性房室传导阻滞心电图

A. 入院时；B. 治疗后

【临床资料】

林××，女性，81 岁。原临床诊断为冠心病，本次因身体不适来院检查，心肌酶学检查无特殊。

【心电图表现】

第一次（2011 年 10 月 11 日，入院时）：

1. 窦性心律，心房率 95 次/分，均未下传。

2. 心室律整齐。心室率缓慢（44 次/分），与 P 波不相关。QRS 时限 0. 09 秒，QRS V_1 呈 M 型，q 波较明显。胸联 ST-T 广泛压低及倒置。

第二次（2011 年 10 月 18 日，经内科治疗，临床情况改善，心律恢复）：

1. 窦性心律，心率 88 次/分，P-R 间期 0. 20 秒，P V_1 正负双向，PTF V_1 明显。

2. QRS V_1 呈 M 型，SⅡ、Ⅲ、V_1 较宽。

3. 偶发 P-QRS-T 失落一次，其前后间距恰为 R-R 间期的 2 倍。

【心电图诊断】

入院时：

1. 窦性心律。

2. 前间壁心肌梗死（陈旧性?）。

3. 完全性房室传导阻滞。

治疗后：

1. 窦性心律。

2. 二度 I 型窦房传导阻滞。

【评述】

本例虽被疑诊为陈旧性间壁心肌梗死，但心前导联广泛 T 波倒置及治疗后改善，房室传导阻滞消失，表明冠脉缺血当有动态改变。本例存在窦房结病变。

例 20　冠心病，完全性左束支传导阻滞（图 4-26）

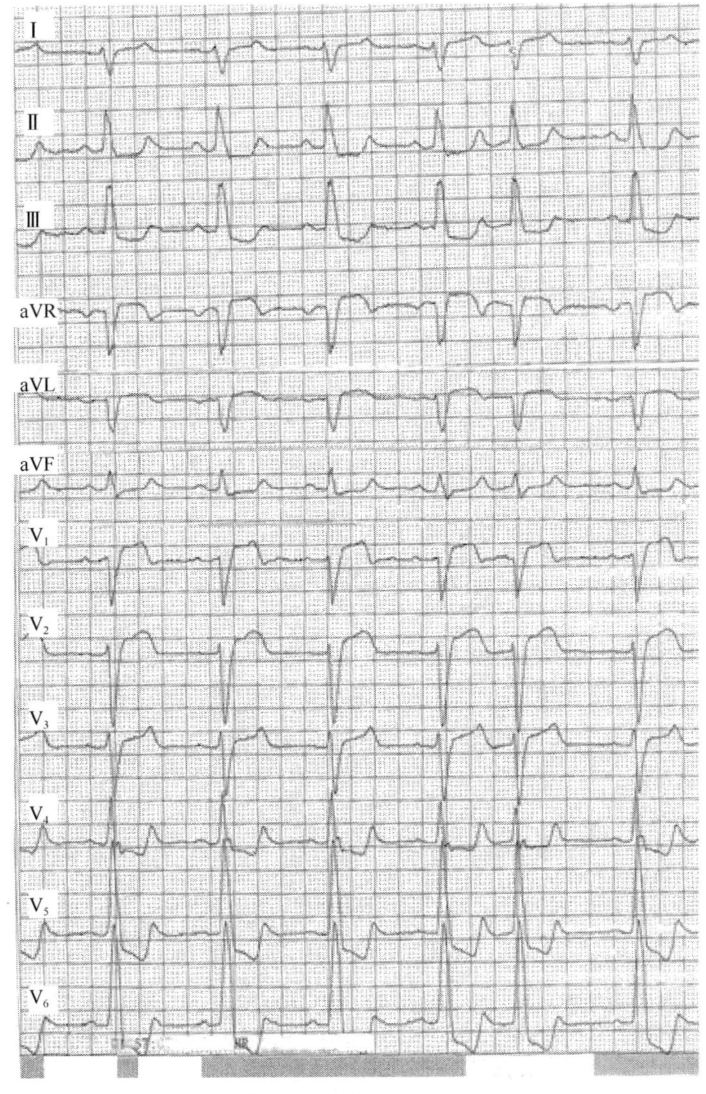

图 4-26　冠心病，完全性左束支传导阻滞心电图

【临床资料】

马××，男性，84 岁。高血压病史 10 余年，平日服用抗高血压及降脂药物治疗。血压大致可以控制于（140~150）/80mmHg，新近有心绞痛发作。体检：无水肿，血压 140/78mmHg。生化检查：TC 6. 0mmol/L，TG 1. 7mmol/L，LDL-C 2. 4mmol/L，心肌酶学检查未见异常。心脏 B 超：左室肥厚，主动脉瓣Ⅰ度反流，EF 50%。X 线胸片：主动脉型心脏，左室肥大，主动脉弓弧形钙化斑显著。冠脉造影：三支病变：左前降支、侧旋支和右冠狭窄分别为 50%、30%和 40%。

【心电图表现】

1. 窦性心律，心率 79 次/分，心律整齐，P-R 间期 0. 18s。
2. 各联 QRS 显著加宽，时限 0. 13 秒，额面 QRS 电轴+13°，右胸导联 QRS 呈 rS 型。
3. 左胸导联 R 波振幅显著抬高，R V_5+S V_1>4mV，各导联 ST-T 偏移及 T 波倒置，方向与主波相反。

4. 偶发房性期前收缩。

【心电图诊断】

1. 窦性心律。

2. 完全性左束支传导阻滞。

3. 偶发房性期前收缩。

4. 左心室肥厚。

【评述】

1. 左束支传导阻滞心电图常伴左室高电压表现,原因可能有二,第一是左室器质性肥厚病变,第二可能是由于左室除极滞后,没有右室向量影响。

2. 完全性左束支传导阻滞无例外地发生于严重器质性心脏病,本例就是如此。

例 21 急性下壁心肌梗死,完全性房室传导阻滞,溶栓治疗(图 4-27)

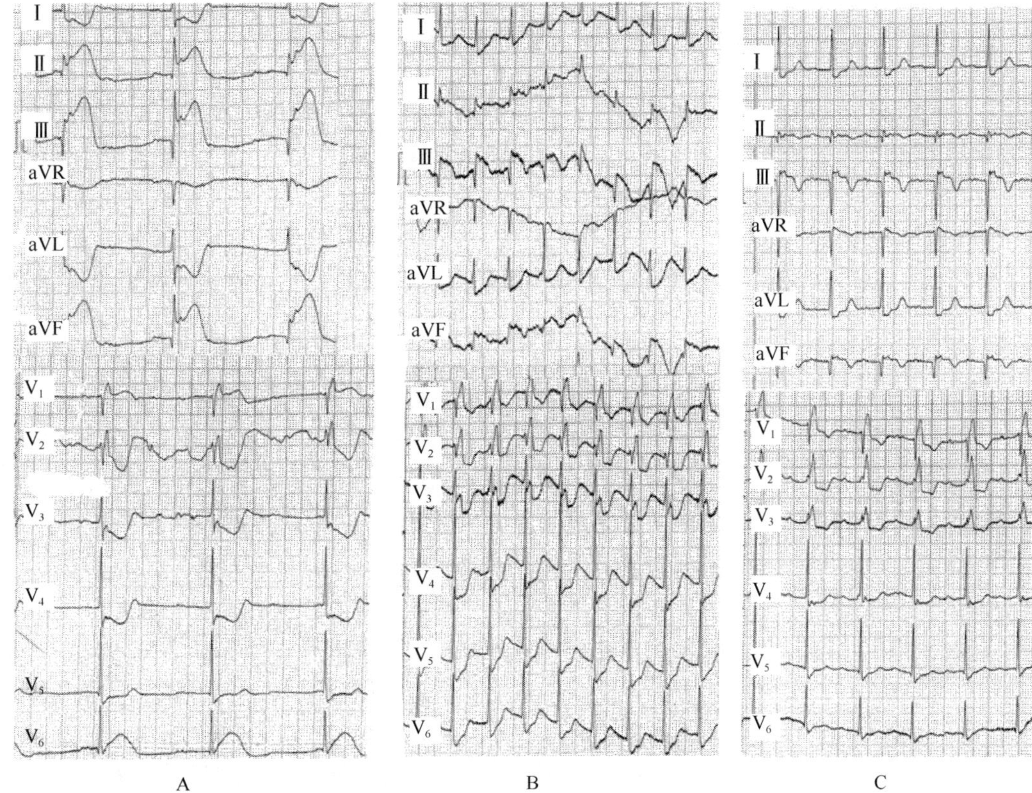

图 4-27 急性下壁心肌梗死,完全性房室传导阻滞心电图

A. 入院时;B. 溶栓 1 小时;C. 溶栓 2 小时

【临床资料】

患者,女性,73 岁。突发心前剧痛 1 小时许,伴有大汗,虚脱。急诊检查:神志清醒,血压 90/60mmHg,脉搏缓慢沉细,心无杂音,肺无啰音,腹软,肝脾未触及。心电图提示急性心肌梗死。患者有糖尿病史 6 年,口服药物治疗中。立即投入抢救。生化检查:Tn-T 1ng/ml,CK 255U/L,CK-MB 100U/L。完成有关检查准备,进行紧急溶栓治疗。

【心电图表现】

1. 第一次(入院时):

窦性心律,心率 102 次/分,均未下传至心室。

心室律整齐,心率缓慢,45 次/分,QRS 波呈室上性,时限 0.09 秒。QRS V_1 ~ V_2 呈 rSR′ 型;导联Ⅱ、Ⅲ、aVF 有 Q 波。

STⅡ,Ⅲ,aVF 显著弓背形抬高 5~6mm,ST V_1、V_6 抬高 1.5mm;其余导联 ST 段呈显著镜像样压低 2~5mm。Q-T 间期 0.44 秒。

2. 第二次(溶栓后 1 小时):

各联未见 P 波,心室率快,135 次/分,律齐,STⅡ、Ⅲ、aVF 抬高及各联 ST 镜像型压低的程度显著减轻。QRS 波形改变与上一次对比,变化不大。Q-T 间期 0.32 秒。

3. 第三次(溶栓后 2 小时):

窦性心律，心率 90 次/分。QⅡ、Ⅲ、aVF 形成，右胸导联心室波 rSR′型更为清晰。

【心电图诊断】

1. 急性下壁心肌梗死，完全性房室传导阻滞，交界性逸搏心律。
2. 溶栓成功，再灌注心律失常，室上性心动过速。
3. 窦性心律，完全性右束支传导阻滞，急性下壁心肌梗死演变期。

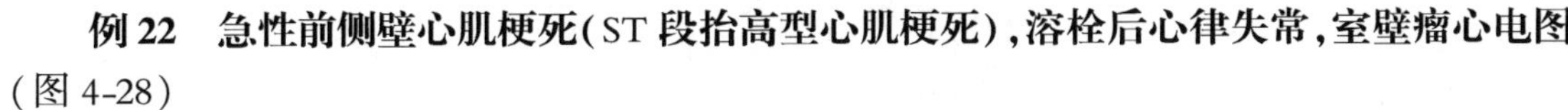

例 22　急性前侧壁心肌梗死（ST 段抬高型心肌梗死），溶栓后心律失常，室壁瘤心电图（图 4-28）

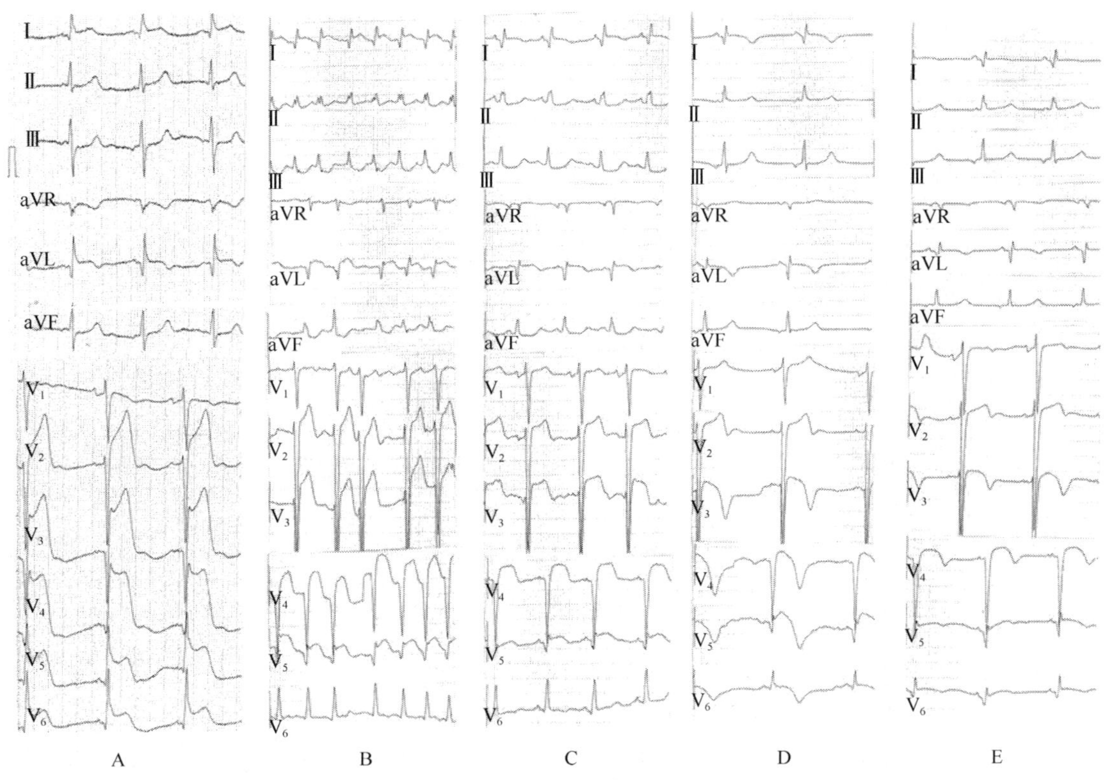

图 4-28　急性前侧壁心肌梗死，溶栓后心律失常，室壁瘤心电图

A. 第一次；B. 第二次；C. 第三次；D. 第四次；E. 第五次

【临床资料】

黄××，男性，80 岁。突发胸痛 1 小时急诊入院高血压病史 10 年，血压 150/(80～90) mmHg，无明显症状。入院检查急性病容，出汗，血压 120/70mmHg。

【心电图表现】

第一次（2012 年 9 月 3 日 10 时 10 分）：

1. 窦性心律，心率 59 次/分，P-R 0.16 秒，PTF V_1 =−0.04mm · s。

2. QRS 时限 0.10 秒，Q aVL 宽 0.04 秒，深度>R/10。V_3～V_6 导联有 Q 波，Q V_3 特别深宽。

3. ST V_2～V_5 抬高特别显著，高达 4～13mm，ST Ⅰ、Ⅱ、aVL 亦有轻度抬高，ST Ⅲ、aVF 压低 1mm。

第二次（2012 年 9 月 3 日 11 时 25 分）：

静脉注射重组链激酶 150 万单位，口服阿司匹林 0.3g、氯吡格雷 300mg、美托洛尔缓释片 47.5mg、阿托伐他汀 40mg，肌注低分子肝素（法安明，Dalteparin sodium）7500IU Bid。

1. 各联 P 波消失，代以小"f"波，心室律绝对不齐，心室率平均 124 次/分。

2. V_4～V_6，L Ⅰ、aVL 异常 Q 波略同上次。

3. 各联显著抬高的 ST 段已有明显回落。

第三次(2012 年 9 月 9 日,临床情况稳定):

1. 恢复窦性心律,90 次/分。
2. 各导联异常 Q 波情况同前。
3. 抬高的 ST 段回落缓慢。

第四次(2012 年 9 月 20 日,临床情况继续好转,无不适症状):

1. 窦性心律,心率 52 次/分。
2. 异常 Q 波变化不大,抬高的 ST 段继续缓慢回落。
3. 胸导联漏斗状倒置 T 波形成(冠状 T 波)。
4. Q-T 延长(0.54 秒)。

第五次(2012 年 10 月 4 日,临床情况稳定,B 超发现左室室壁瘤形成):

1. 窦性心律,心率 63 次/分。
2. 与上次相比,异常 Q 波已成陈旧性,ST 段回落始终不完全。
3. 冠状 T 波逐渐恢复。

【心电图诊断】

1. 急性前侧壁心肌梗死(ST 段抬高型心肌梗死)。
2. 溶栓后心律失常。
3. 急性心肌梗死演变期。
4. 符合室壁瘤改变。

【评述】

本例心电图大体上反映急性心肌梗死,溶栓治疗,演变期和室壁瘤形成的各个过程。

例 23　急性广泛性前壁心肌梗死(图 4-29)

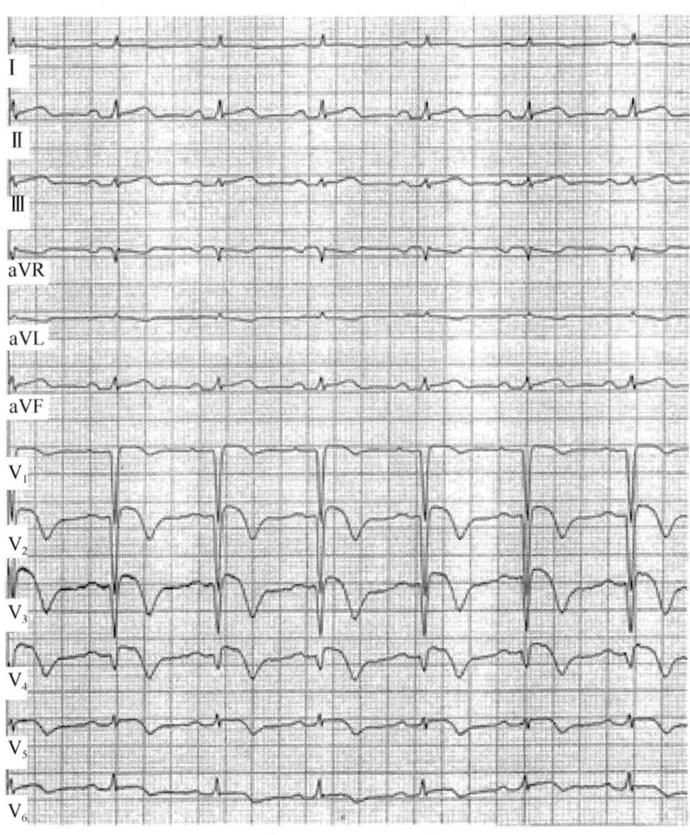

图 4-29　急性广泛前壁心肌梗死心电图

【临床资料】

郑××,男性,63 岁。左胸剧痛 7 小时,牵涉至背,伴恶心、冷汗。体检:血压 140/70mmHg,心律齐,无杂音,肺(-)。生化检查:Tn-T 0.72ng/ml,GOT 60U/L,CK 256U/L,CK-MB 40U/L,TC 5.8mmol/L,LDL-C 4mmol/L。冠脉造影:左前降支狭窄超过 70%,置入支架 1 枚,右冠状动脉及侧旋支狭窄为 20%~30%。

【心电图表现】

1. 窦性心律,79 次/分,P-R 间期 178 毫秒,QRS 时限 72 毫秒,额面 QRS 电轴 45°,Q-T 间期 404 毫秒,QTc 间期 463 毫秒。

2. 导联 V_1 ~ V_4 心室波呈 QS 型,全部胸导联及导联 Ⅱ,Ⅲ,aVF ST 段抬高 0.05 ~ 0.3mV,胸导联 V_1 ~ V_5 抬高的 ST 段与倒置 T 波相连,T 深倒,对称漏斗状。

【心电图诊断】

1. 窦性心律。

2. 急性广泛性前壁心肌梗死。

【评述】

本例无高血压和糖尿病史,病前健康情况尚可,病情突发。

例 24　急性广泛性前壁心肌梗死(图 4-30)

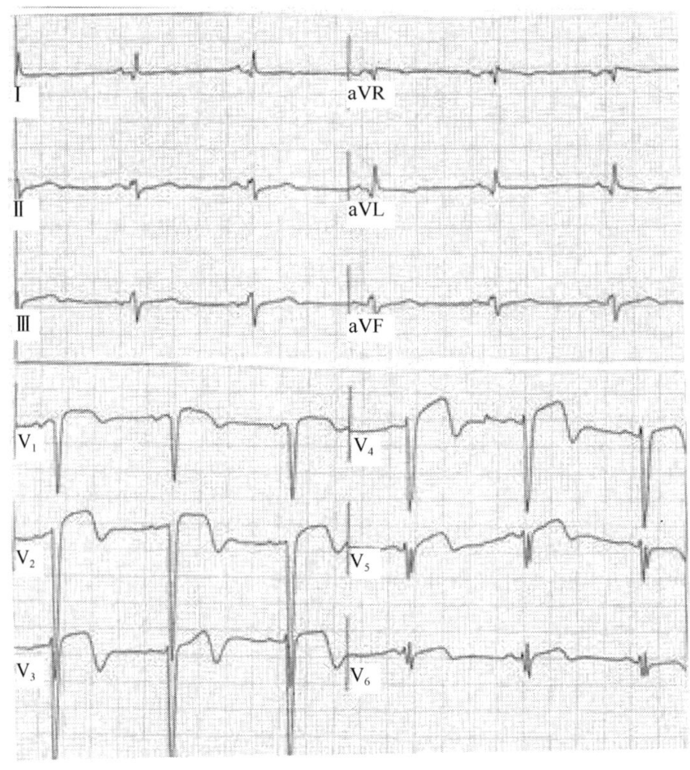

图 4-30　急性广泛性前壁心肌梗死心电图

【临床资料】

张××,男性,69 岁。突发心前持续剧痛,自服“救心丸”无效,次日到医院就诊,体检:体征阴性,血压 118/78mmHg。Tn-T 0.89ng/ml,CK 301U/L,CK-MB 90U/L,GOT 120U/L。

【心电图表现】

1. 窦性心律,67 次/分,P-R 间期 130 毫秒,QRS 时限 90 毫秒,Q-T 间期 466 毫秒,QTc 间期 495 毫秒,额面 QRS 电轴 35°。

2. QRS aVL 呈 qs 型,q 波较宽。QRS V_1 呈 QS 型,胸导联 R 波幅度增长不良,QRS V_4~V_5呈 rsr′s′型。

3. 全部胸 ST 段均上升 1~3mm,部分呈弓背状伴 T 波倒置。

【心电图诊断】

急性广泛性前壁心肌梗死。

【评述】

本例为单纯急性心肌梗死,无并发症,内科治疗很快恢复。

例 25　下壁及前间壁心肌梗死，一度房室传导阻滞（图 4-31）

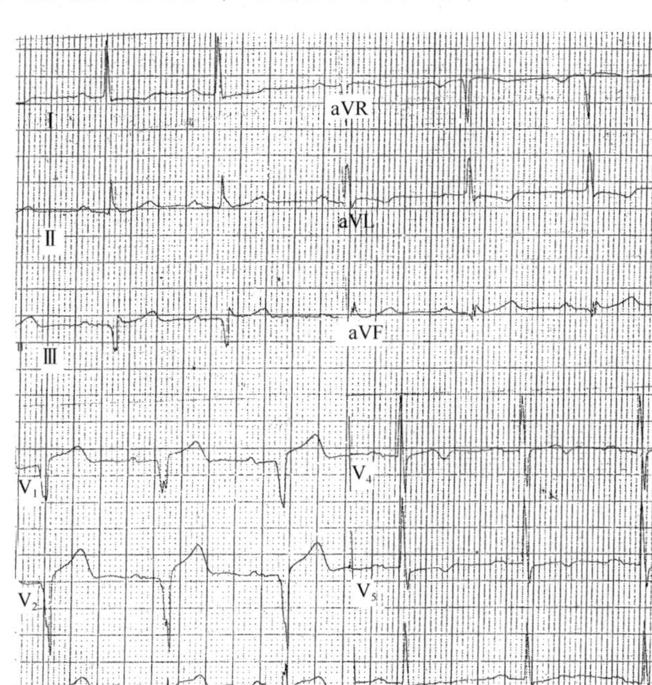

图 4-31　下壁及前间壁心肌梗死，一度房室传导阻滞心电图

【临床资料】

高××，男性，79 岁。因被发现心电图异常收容住院，吸烟史 30 余年，平日血压大致正常。体检：心律不齐，无杂音，血压 140/80mmHg。生化检查：TC 6.0mmol/L，LDL-C 3.6mmol/L，TG 3.6mmol/L，Tn-T 及心肌酶学指标未见异常。

【心电图表现】

1. 窦性心律，心率 67 次/分，P-R 间期 215 毫秒，QRS 时限 98 毫秒，额面 QRS 电轴 17°，Q-T 间期 414 毫秒，QTc 间期 437 毫秒。

2. QⅢ深宽，QaVF>R/4，V_1 及 V_2 心室波呈 QS 型，V_3 导联起始部有 q 波。

3. 右胸导联 ST 段抬高 0.2~0.3mV，左胸导联 T 波低矮或浅倒。

【心电图诊断】

1. 一度房室传导阻滞。

2. 下壁及前间壁心肌梗死。

【评述】

1. 本例冠脉造影结果如下：右冠近段狭窄 50%，远段狭窄 30%，第 1 后降支狭窄 90%，左主干末端狭窄约 20%，左前降支近段狭窄约 60%，中段第一对角支发出后完全闭塞，第一对角支狭窄约 60%，回旋支狭窄约 80%，第一钝圆支狭窄 90%~95%，冠脉远端血流 2~3 级。

2. 该例冠脉呈中重度慢性改变，远端有闭塞，与心电图改变吻合。

3. 值得指出的是老年患者出现一度房室传导阻滞，如无其他原因，大都提示缺血病变，有较大意义。

例 26　慢性冠状动脉缺血(图 4-32)

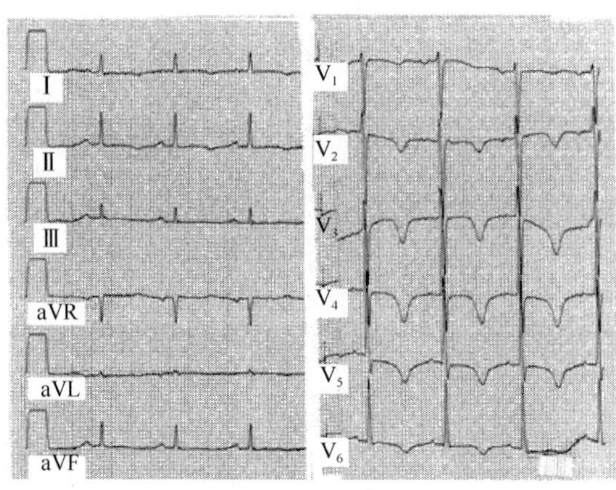

图 4-32　慢性冠状动脉缺血心电图

【临床资料】

林××,女性,83 岁。临床诊断为糖尿病合并冠心病。

【心电图表现】

1. 窦性心律,心率 78 次/分,P-R 间期 0. 14 秒,QRS 时限 0. 08 秒。
2. ST V_2~V_5 压低,T 波倒置呈对称漏斗状,QTc 间期 450 毫秒,额面 QRS 电轴 54°。

【心电图诊断】

慢性冠状动脉缺血。

【评述】

符合急性前壁心肌梗死演变期。

例 27　冠状动脉缺血(图 4-33)

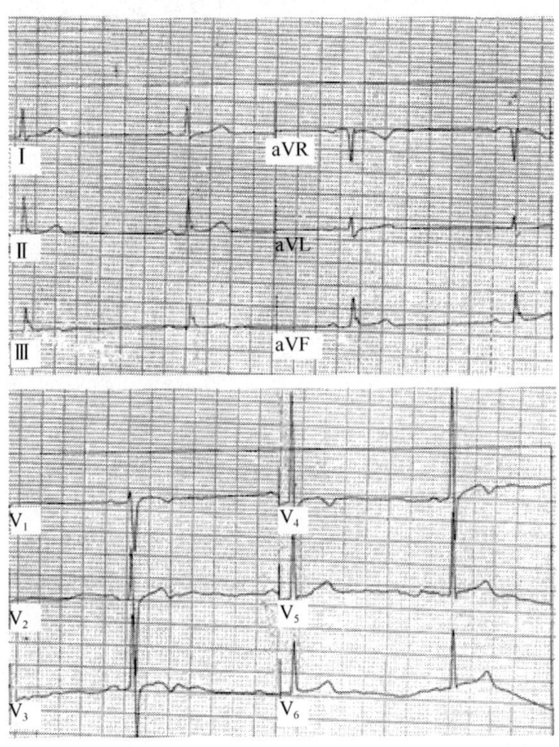

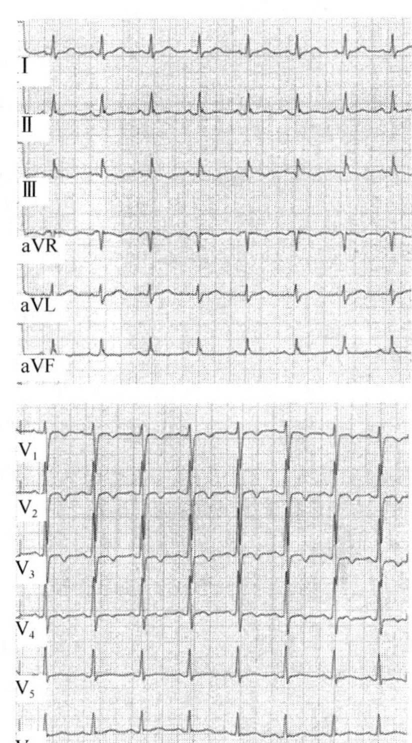

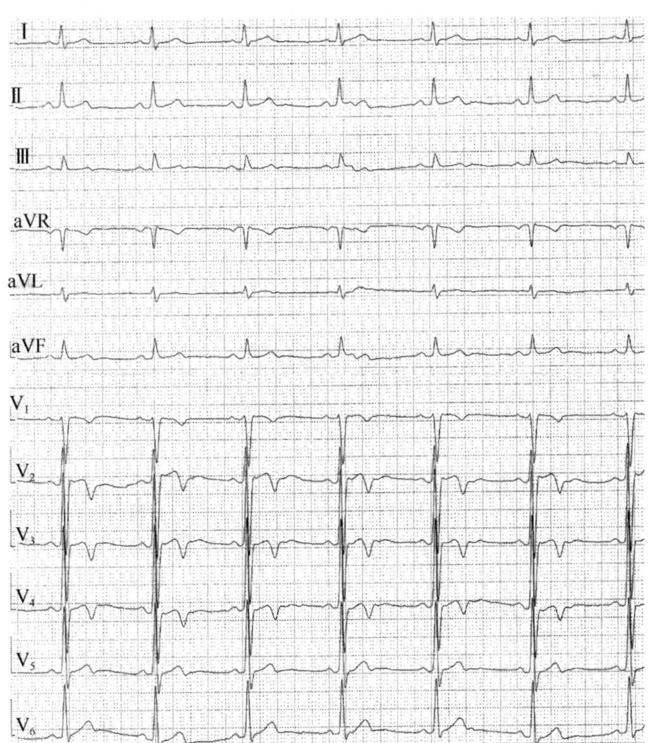

图 4-33

【临床资料】

王××,男性,50 岁。不规则胸闷 3 个月求诊。患者 30 年来从事体力劳动,无重要病史,平日嗜烟,每日约 40 支,饮酒。体检血压 150/90mmHg,心率 41~42 次/分,律齐,未见杂音,其他检查阴性。动态心电图:夜间最慢心率为 37~38 次/分。

【心电图表现】

1. 窦性心律,心率慢(40 次/分),律齐,各导联 P-QRS-T 波形大致正常。

2. 导联Ⅱ、Ⅲ、aVF 可见"J"波。

3. 阿托品试验:图 B,静脉注射阿托品 2mg 后 3 分钟,窦性心率明显增加到 96 次/分,心律整齐,但 T V_1~V_4 有倒置现象,为试验前所无。阿托品注射后心电图在 1 小时后恢复至检查前表现。

【心电图诊断】

1. 窦性心动过缓,阿托品试验结果阴性。

2. 窦性心率增加后出现胸导联 T 波倒置,提示可能存在冠状动脉缺血现象。

3. 部分导联有"J"波。

【讨论】

1. 本例患者是体力劳动者,目前心率过缓有 2 种可能,第一是体力劳动迷走神经比较亢进,心率缓慢;第二个可能性是冠脉缺血和窦房结功能下降。经阿托品试验结果阴性提示前一种可能性较大(目前认为窦性心动过缓在经静脉注射阿托品 2mg,在半小时内心率比试验前增高 90%或达到 90 次/分为阴性)。

2. 患者除心率过缓外尚有显著胸闷和高血压病史,阿托品试验后出现 T 波异常,未能除外冠心病。

3. 经冠脉造影发现左前降支狭窄 75%,置入支架 1 枚,经过顺利。

4. "J"波临床意义未明。

例 28　慢性冠状动脉缺血，不完全性右束支传导阻滞（图 4-34）

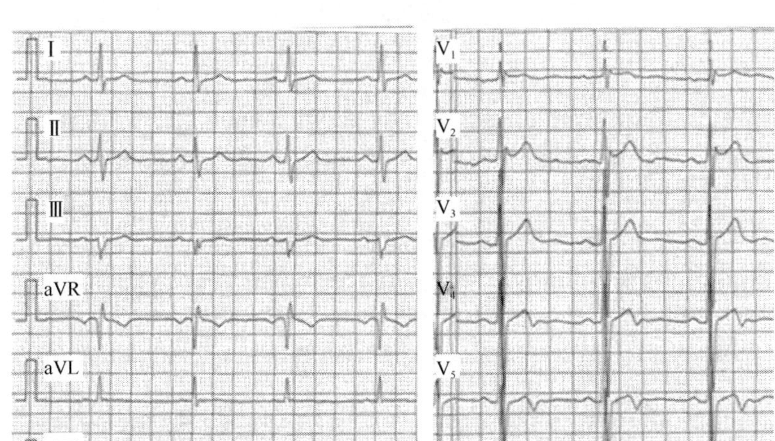

图 4-34　慢性冠状动脉缺血，不完全性右束支传导阻滞心电图

【临床资料】

陈××，男性，86 岁。既往无重要疾病，血脂血压偶尔偏高，服药能有效控制，保持轻微运动锻炼，如每日散步，食睡如常。新近半年偶感心前“刺痛”，每次仅约 1 秒。体检血压 120/80mmHg，心肺未见异常。血脂、血糖、心肌酶、Tn-T 在正常范围。CTA 左前降支狭窄 50%，侧旋支 20%，右冠状动脉 30%，血流均尚通畅。

【心电图表现】

1. 窦性心律，心率 62 次/分。
2. QRS 时限 0.09 秒，QRS V_1～V_2，呈 rSR′型。ST V_4～V_6 正负双向，ST aVL 平坦。

【心电图诊断】

1. 窦性心律。
2. 提示慢性冠状动脉缺血。
3. 不完全性右束支传导阻滞。

【评述】

本例心电图表现符合冠脉状动造影所见。

例 29　陈旧性下壁心肌梗死(图 4-35)

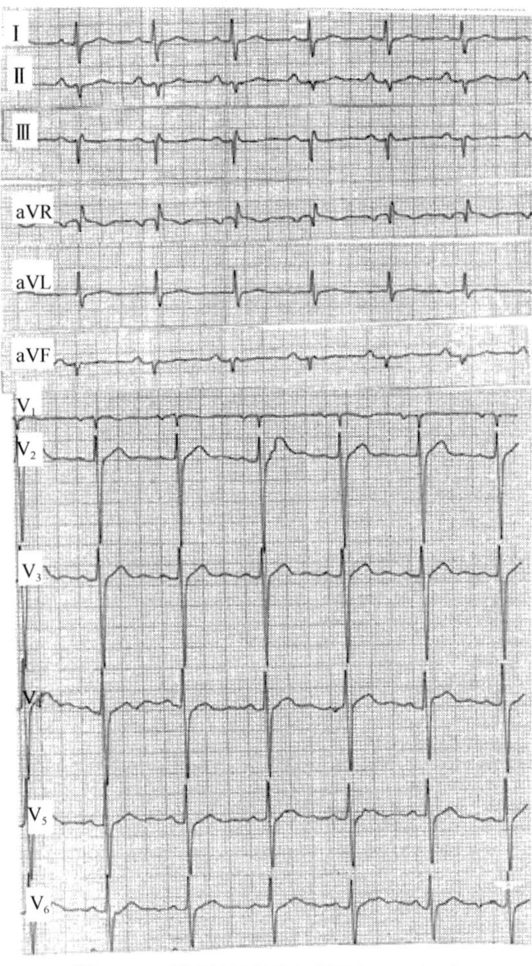

图 4-35　陈旧性下壁心肌梗死心电图

【临床资料】

齐××,男性,76 岁。既往无重要疾病,近半年活动能力下降,精神变钝。因心电图异常,进行冠状动脉 CTA 表明左前降支及右冠状动狭窄各 60%,心肌酶及 cTn 均阴性。

【心电图表现】

窦性心律,心率 78 次/分,P-R 间期 0. 18 秒。QRS 时限 0. 09 秒,导联Ⅱ、Ⅲ、aVF 和 V_1 的 R 波均不明显,其他 ST-T 波无明显异常;Q-T 间期 0. 376 秒,QTc 间期 430 毫秒。

【心电图诊断】

1. 窦性心律。

2. 陈旧性下壁心肌梗死。

【评述】

本例心电图符合轻型下壁心肌梗死。

例 30　急性 ST 抬高型下壁心肌梗死(图 4-36)

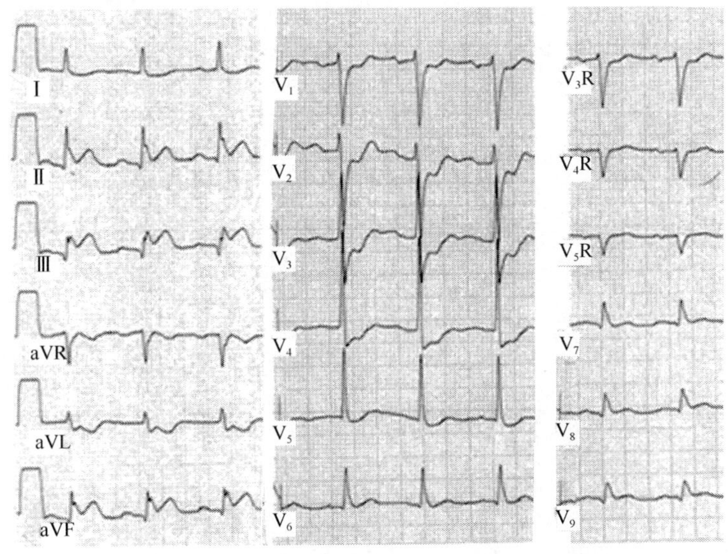

图 4-36　急性 ST 抬高型下壁心肌梗死心电图

【临床资料】

陈×,男性,65 岁。胸前剧痛 4 小时,呕吐 1 次,检查血压 150/80mmHg,CK 290U/L,CK-MB 100U/L。

【心电图表现】

1. 窦性心律,心率 90 次/分,P-R 间期 0. 20 秒,QRS 时限 0. 10 秒,LⅡ、Ⅲ、aVF 有浅 Q 波。

2. STⅡ、Ⅲ、aVF 显著抬高 2mm,ST V_1~V_5 压低 1~3mm。

3. T aVL 倒置。

4. 右胸 V_3R、V_4R 导联 Q 波显著。

【心电图诊断】

1. 窦性心律。

2. 急性 ST 抬高型下壁心肌梗死。

【评述】

本例可能合并有右心室梗死。

例 31　陈旧性下壁心肌梗死(图 4-37)

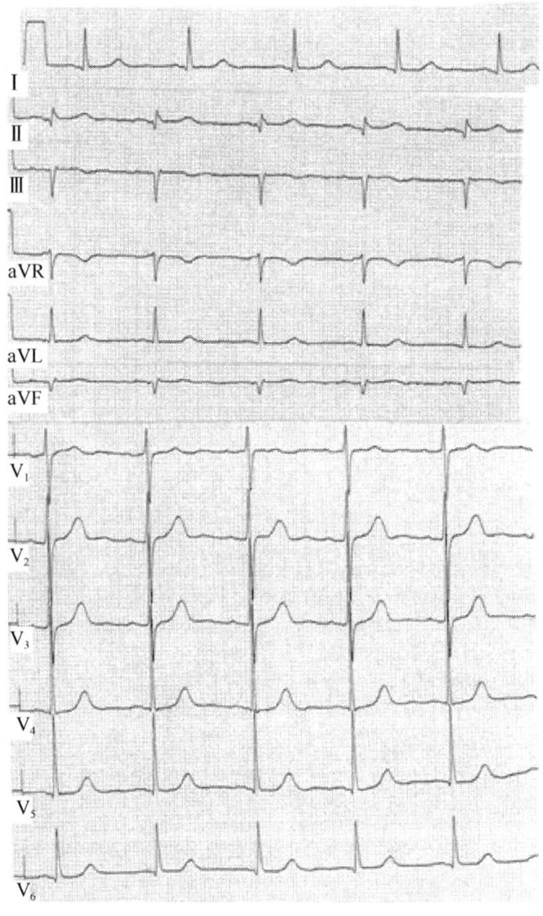

图 4-37　陈旧性下壁心肌梗死心电图

【临床资料】

高××,女性,82 岁。高血压Ⅲ级,原治疗不规范,7 年前急性下壁心肌梗死,右冠状动脉置入支架 1 枚,效果良好,4 年后接受慢性胆囊炎胆石症外科手术治疗,目前继续内科抗高血压、抗动脉粥样硬化治疗中。

【心电图表现】

1. 窦性心律,心率 59 次/分,P-R 间期 0.16 秒,QRS 呈室上性,时限 0.09 秒。
2. QⅡ>R/4。
3. QⅢ,aVF 深宽,其余 ST-T 波形大致正常。

【心电图诊断】

1. 窦性心动过缓。
2. 陈旧性下壁心肌梗死。

【评述】

本例病史及临床诊断明确,PCI 治疗效果很好,目前心电图改变很小。

例 32 陈旧性前间壁心肌梗死，室早二联律（图 4-38）

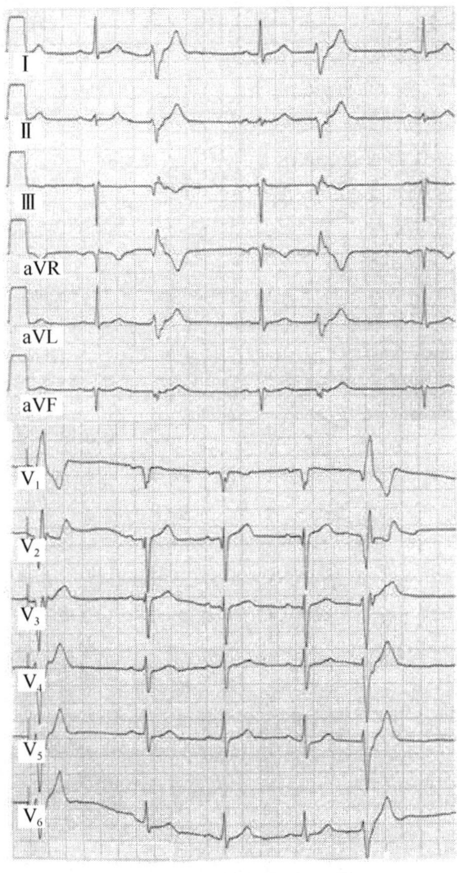

图 4-38 陈旧性前间壁心肌梗死，室早二联律心电图

【临床资料】

刘××，男性，67 岁。临床诊断为冠心病，陈旧性前壁心肌梗死。

【心电图表现】

1. 窦性心律，心率 67 次/分，P-R 间期 0.16 秒。
2. QRS 电轴左偏，QRS 时限 0.09 秒，QRS V_1 呈 QS 型，QRS V_2呈 Qrs 型。
3. 频发室性期前收缩，部分呈二联律。
4. 胸导联 V_1～V_2 出现的室性期前收缩，亦有深宽 Q 波。

【心电图诊断】

1. 窦性心律。
2. 室性期前收缩，部分呈二联律。
3. 陈旧性前间壁心肌梗死。

【评述】

室性期前收缩有宽大 Q 波，对诊断心肌梗死也有一定价值。

例 33　陈旧性高侧壁及前间壁心肌梗死，心房颤动（图 4-39）

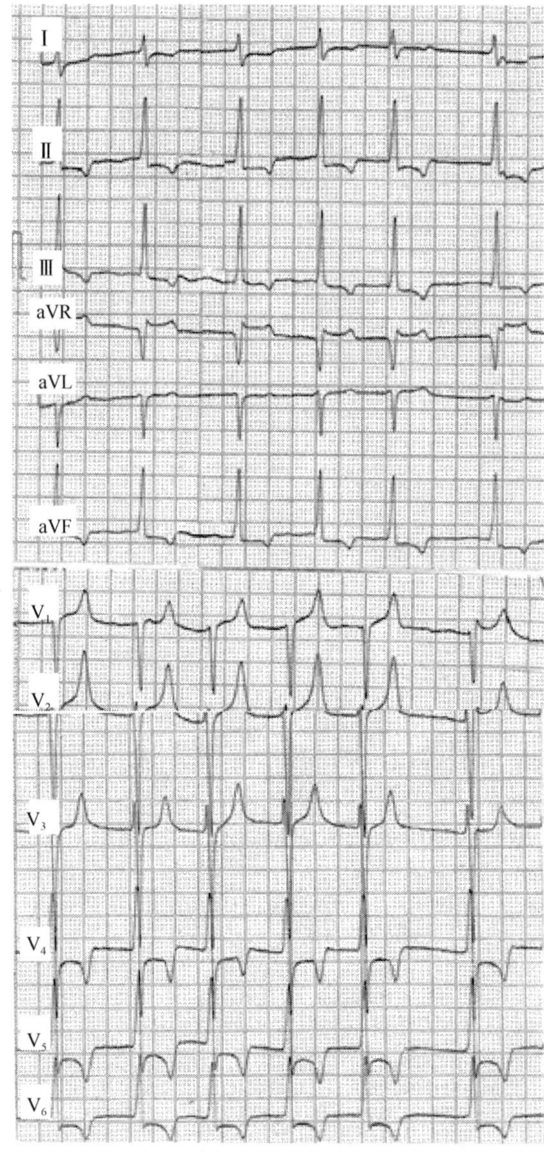

图 4-39　陈旧性高侧壁及前间壁心肌梗死，心房颤动心电图

【临床资料】

陶××，男性，76 岁。临床诊断为冠心病，心绞痛。

【心电图表现】

1. 各联未见 P 波，代之以不规则小"f"波，
2. 心室率绝对不规则，QRS 波呈室上性。导联 aVL 及 V_1 有 QS 波。
3. LⅡ、Ⅲ、aVF、V_4～V_6 等导联 ST 段明显压低及 T 倒置。

【心电图诊断】

1. 心房颤动。
2. 陈旧性高侧壁及前间壁心肌梗死。

【评述】

冠状动脉 CTA 表明左前降支远端狭窄 90%。

例 34　陈旧性前间壁心肌梗死，慢性冠状动脉缺血（图 4-40）

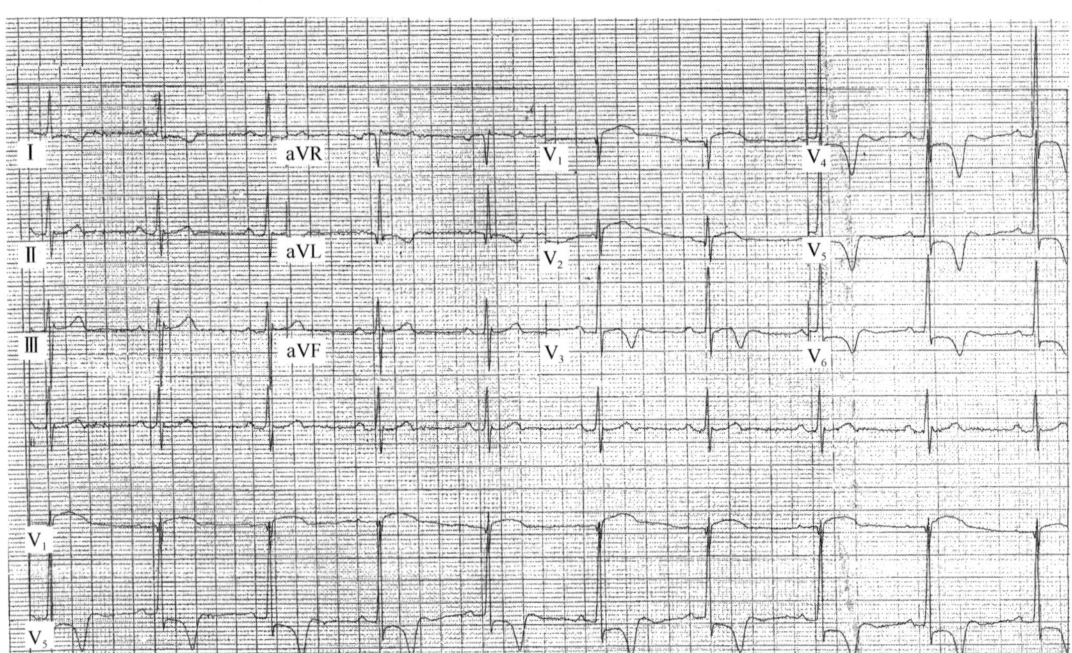

图 4-40　陈旧性前间壁心肌梗死，慢性冠状动脉缺血心电图

【临床资料】

施×，男性，84 岁。10 年前因心绞痛求诊，心电图诊断为前间壁心肌梗死，造影发现左前降支狭窄 70%以上，右冠状动脉狭窄 50%，曾放置支架 1 枚，同期在心前区听到 2 级收缩期杂音，疑诊为心肌梗死后乳头肌功能不全，经心脏 B 超检查表明有二尖瓣反流。心功能Ⅱ级，常年应用抗粥样硬化、扩冠药物治疗，病情尚稳定。

【心电图表现】

1. 窦性心律，60 次/分，P-R 间期 0. 16 秒，QRS 时限 0. 08 秒。
2. QRS V_1 呈 QS 型，底部有切迹，导联 aVL 及 V_2 有 q 波。
3. 肢联 LⅠ、aVL 及全部胸联 ST-T 显著偏移及 T 倒置。

【心电图诊断】

1. 陈旧性前间壁心肌梗死。
2. 慢性冠状动脉缺血。

【评述】

本例心电图经随访 16 年，未发现新的心肌梗死改变，但冠脉缺血现象明显加重。

例 35　慢性冠状动脉缺血（图 4-41）

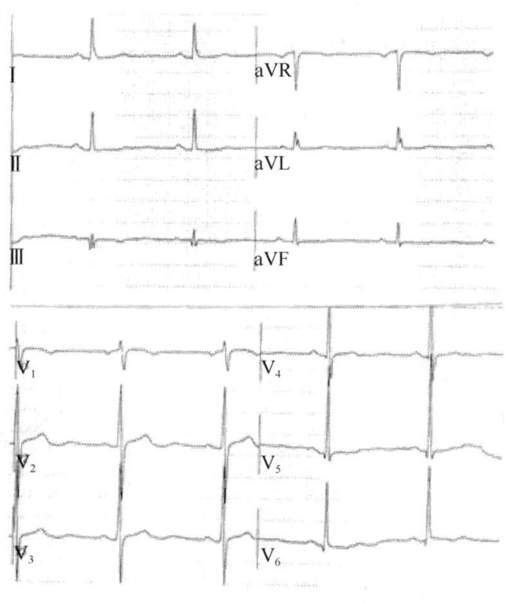

图 4-41　慢性冠状动脉缺血心电图

【临床资料】

张××，女性，78 岁。5 年来因心绞痛多次住院治疗，先后 3 次行冠脉造影，证明 3 支病变，陆续置入支架 7 枚，经过平稳。今来复查，血清酶学及 cTn 测值在正常范围。

【心电图表现】

窦性心律，心率 55 次/分，P-R 间期 0.16 秒，QRS 时限 0.09 秒，各导联 T 波普遍较低矮，伴有 ST V_5、V_6 轻度压低。

【心电图诊断】

慢性冠状动脉缺血。

【评述】

本例冠脉病变较广泛，原拟施行冠脉血管移植，但患者不肯接受，多次置入支架有较好效果，未发现急性心肌梗死，目前心电图改变尚较轻微。

例 36　下壁心肌梗死，几乎完全性房室传导阻滞，4 相右束支传导阻滞(图 4-42)

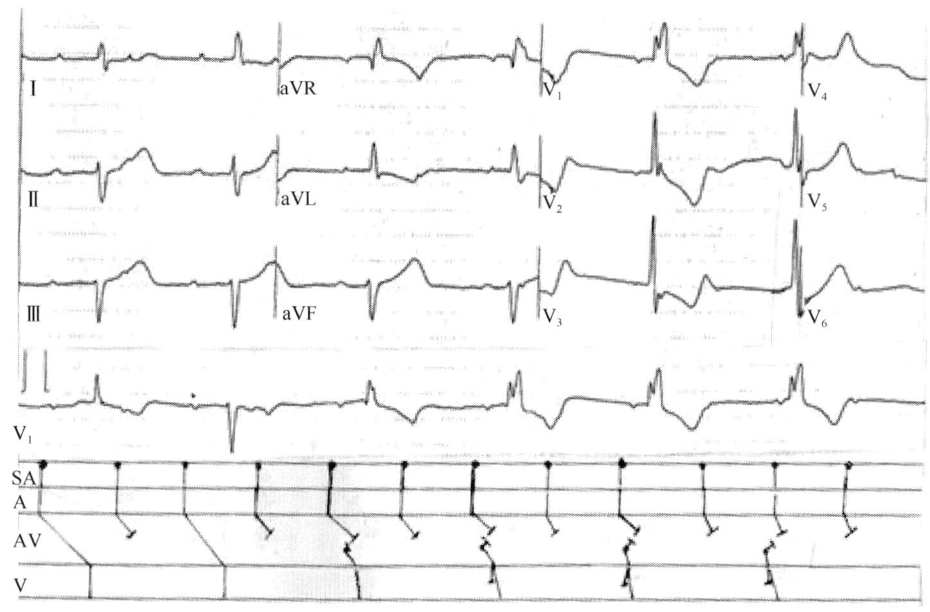

图 4-42　下壁心肌梗死，几乎完全性房室传导阻滞，4 相右束支传导阻滞心电图

【临床资料】

杨××，男性，80 岁。临床诊断为冠心病，下壁心肌梗死。

【心电图表现】

1. 窦性心律，P 波规则出现，心房率 67 次/分。

2. QRS 波另以缓慢节律规则出现，心室率 47 次/分，P 波与 QRS 波大都没有关系。

3. QRS 波形不尽一致，从长 V_1 观察，头 3 跳 R-R 间期为 1. 28 秒时，QRS 波形较窄或(第 3 跳)呈融合波。第 4 跳及以后，R-R 间距长达 1. 36 秒，QRS 波形呈 RSR′型，时限加宽，属 4 相性右束支传导阻滞。

【心电图诊断】

1. 窦性心律。

2. 下壁心肌梗死。

3. 几乎完全性房室传导阻滞。

4. 4 相右束支传导阻滞。

【评述】

本例冠心病入院时心律失常严重，经治疗 1 个星期恢复窦性心律。

例 37　慢性冠状动脉缺血,房性期前收缩(图 4-43)

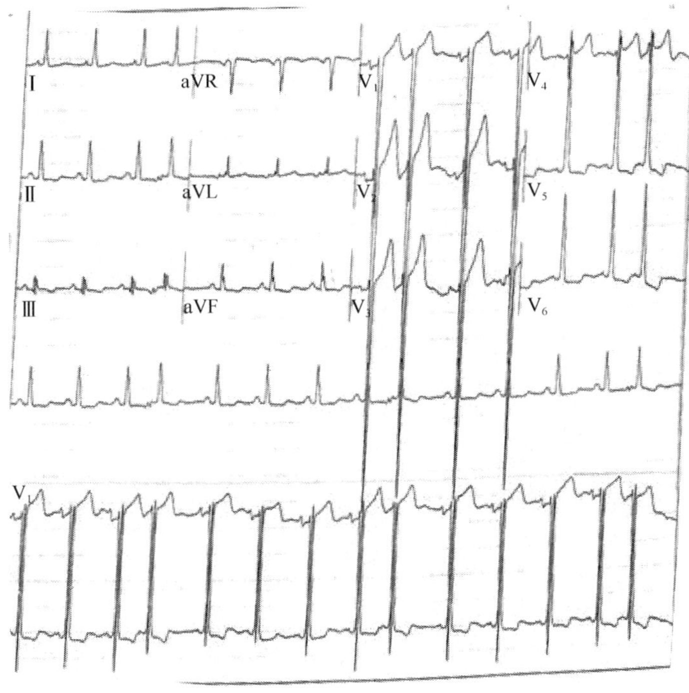

图 4-43　慢性冠状动脉缺血,房性期前收缩心电图

【临床资料】

桂×,女性,68 岁。临床诊断为动脉硬化症,慢性冠脉缺血。

【心电图诊断】

1. 窦性心律为主导心律,心率 86 次/分。
2. 以长 V_1 导联分析心律,全联有 3 次提前出现的 P′-QRS-T。
3. P′形状与 P 波略有不同,P′-R 间期>0. 12 秒,QRS-T 同室上性心跳,符合房性期前收缩,其后代偿间歇不完全。
4. 其他异常改变为导联Ⅰ、Ⅱ、Ⅲ、aVF、V_5~V_6 T 波低平或倒置。

【心电图诊断】

1. 房性期前收缩。
2. 提示慢性冠状动脉缺血。

【讨论】

这是 1 例典型的房性期前收缩,P′提前出现,形态与窦性 P 波略有不同,P′-R 间期>0. 12 秒,QRS 波同窦性心跳。表明期前收缩来源在窦房结附近,兴奋经房室结沿正常途径下传,期前收缩后的代偿间歇不全。

例 38　陈旧性心肌梗死(图 4-44)

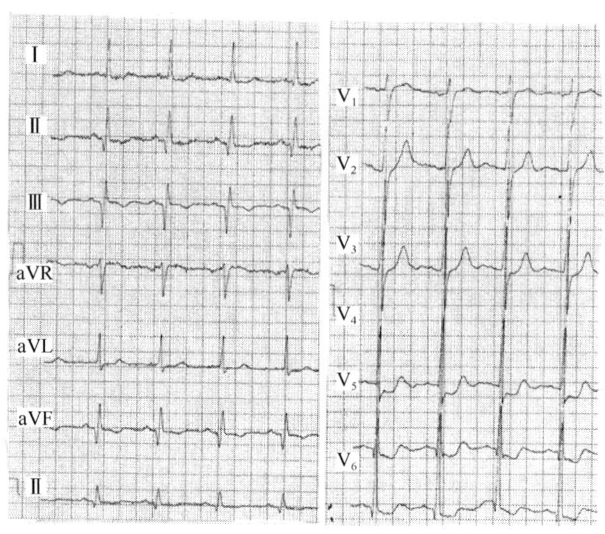

图 4-44　陈旧性心肌梗死心电图

【临床资料】

高××,男性,83 岁。高血压病史 20 余年,药物治疗效果尚可,吸烟未间断。近半年来体力渐下降,平路行走 200 米即气喘不支,下肢轻度水肿,夜间无端坐呼吸。生化检查:TC 6.62mmol/L,TG 1.8mmol/L,LDL-C 3.1mmol/L,cTn-T 0.1ng/ml,AST 40IU,CPK 100IU,CPK-MB 70IU,LDH 200IU。冠脉 CTA:左前降支狭窄 70%,右冠远端狭窄 90%,临床诊断:高血压Ⅲ级,冠心病,充血性心力衰竭Ⅲ级,陈旧性下壁心肌梗死。患者拒绝介入治疗。

【心电图表现】

1. 窦性心律,心率 78 次/分,P-R 间期 0.14 秒,QRS 时限 0.09 秒。
2. 导联Ⅱ、Ⅲ、aVF 有深宽 Q 波。
3. ST V_4~V_6 显著压低达 2~3mm,T V_5、V_6 负正双向。

【心电图诊断】

陈旧性心肌梗死。

【评述】

本例病情严重,伴充血性心力衰竭,患者及家属未肯积极配合治疗,门诊服药。

例 39　陈旧性下壁心肌梗死，左前分支阻滞(图 4-45)

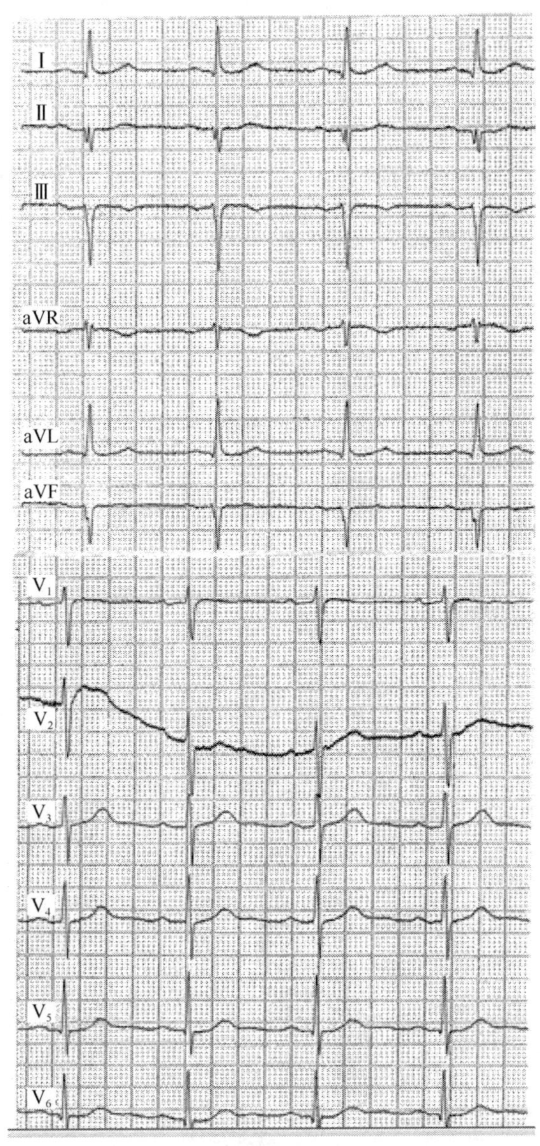

图 4-45　陈旧性下壁心肌梗死，左前分支阻滞心电图

【临床资料】

黄××，女性，70 岁。高血压病史 10 余年，药物治疗，控制尚可。2 年前发生急性下壁心肌梗死，冠脉造影发现右冠状动脉狭窄 90% 以上，置入支架 1 枚，继续内科治疗，前来复查。

【心电图表现】

窦性心律，心率 62 次/分，P-R 间期 0.20 秒；QRS 时限 0.08 秒，电轴左偏。QRSⅡ呈 QS 型，底部有显著切迹；QRSⅡ、aVF 呈 rS 型，唯 r 波极为矮小(急性心梗时 QRSⅡ、Ⅲ、aVF 均呈纯 QS 型，无 r 波)。其余 QRS-T 波形大致正常。

【心电图诊断】

1. 窦性心律。

2. 陈旧性下壁心肌梗死。

3. 左前分支阻滞。

【评述】

急性心肌梗死恢复期,一部分病例原完全透壁性梗死的心肌因血流改善,可以恢复较小幅度的 r 波,并不影响原心肌梗死的诊断。

例 40 陈旧性下壁心肌梗死(图 4-46)

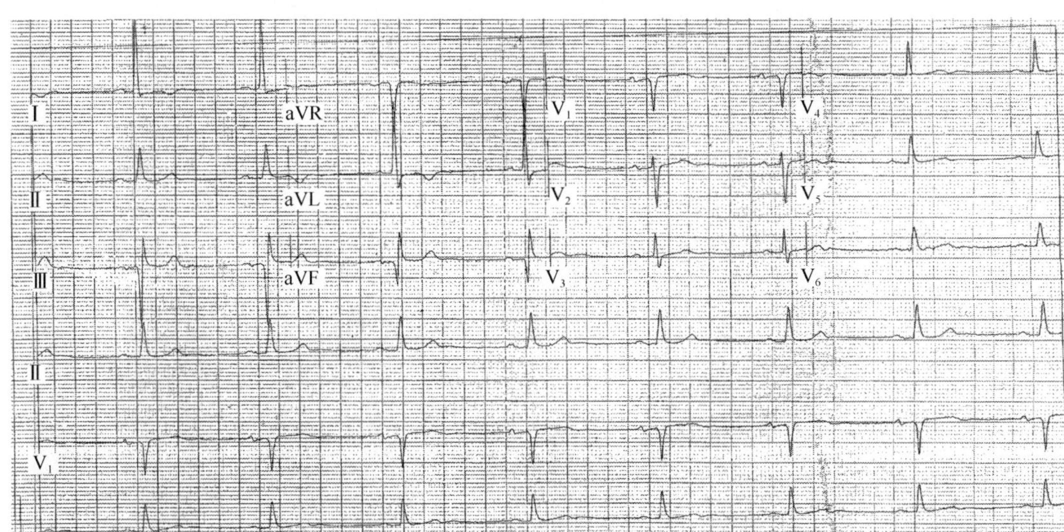

图 4-46 陈旧性下壁心肌梗死心电图

【临床资料】

俞××,女,64 岁。24 年前因高血压求诊,平日血压(180~200)/100mmHg,症状不明显,检查未发现其他原因,诊断为高血压Ⅲ级,需 3~4 联降压药物治疗,不肯配合。5 年前急性心前区疼痛,证明有下壁心肌梗死,冠脉造影发现左前降支狭窄 50%,右冠状动脉狭窄 90%,置入支架 1 枚后好转,继续内科药物治疗。

【心电图表现】

窦性心律,心率 48 次/分,P-R 间期 0.2 秒,QRS 时限 0.08 秒。导联Ⅲ和 aVF 有深 Q 波,导联 V_1 呈 QS 型,导联Ⅰ和 aVL 高电压,左胸前导联 T 波较低矮,其余波型无特殊。

【心电图诊断】

陈旧下壁心肌梗死。

【评述】

本例为较单纯的下壁心肌梗死,经治疗情况较平稳。

例 41　冠心病，房早二联律，交界逸搏，完全性右束支传导阻滞（图 4-47）

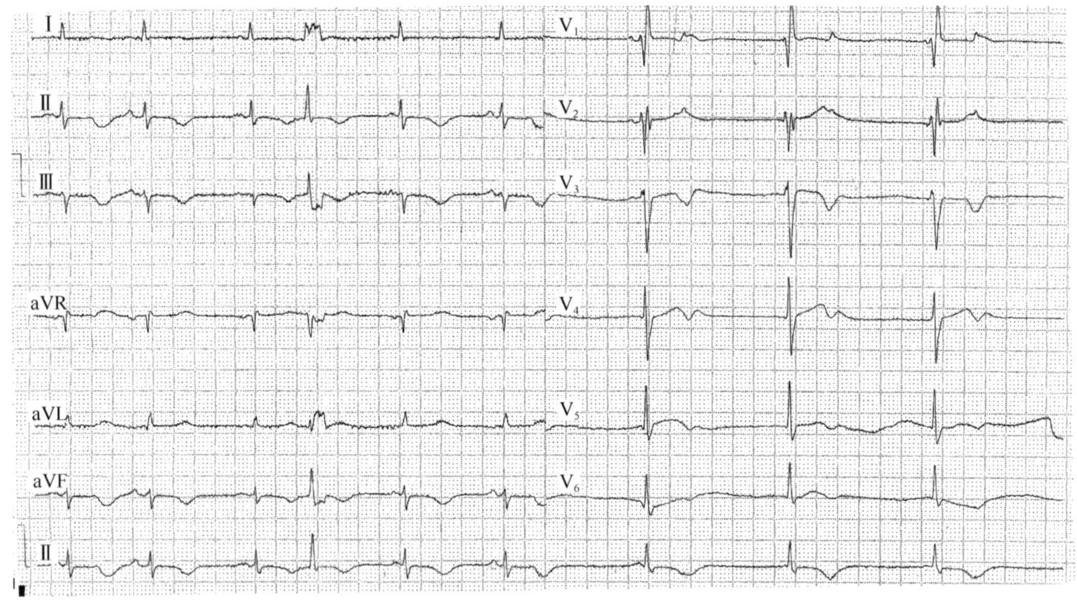

图 4-47　冠心病，房早二联律，交界逸搏，完全性右束支传导阻滞心电图

【临床资料】

梁××，男性，83 岁。临床诊断为冠心病，支气管扩张伴感染，肺心病。

【心电图表现】

1. 窦性心律，P-R 间期 0.12 秒，QRS 时限 0.11 秒。

2. QRS V_1～V_2 呈 M 型，S V_3～V_6 增宽。

3. 分析长 V1：第 1 及第 3 跳为窦性心律，第 2 及第 4 跳为提前发生的心房波，两个异位心房波形态不同，表明来源不同，下传至心室，QRS 波呈室上性，其后有不完全代偿间歇，第 5 个心跳的 P-R 特短，提示为代偿间歇后的交界性逸搏。

4. 第 6 次窦性心跳后每次心跳的 T 波开始部都有 1 次提前发生的 P′波，（见 V_1，V_2 导联）未下传，其后有不全代偿间歇，致心室率变慢，且最后 3 跳都是交界性逸搏，其 P-R 很短或看不到。

5. 部分导联 T 波倒置。

【心电图诊断】

1. 窦性心律，频发房性期前收缩，呈二联律，大部分未下传。

2. 交界逸搏及短阵交界逸搏性心律。

3. 完全性右束支传导阻滞。

【评述】

本例期前心房波很低小，应认真观察。

例 42　慢性冠脉缺血，心房性混乱心律，不完全性右束支传导阻滞（图 4-48）

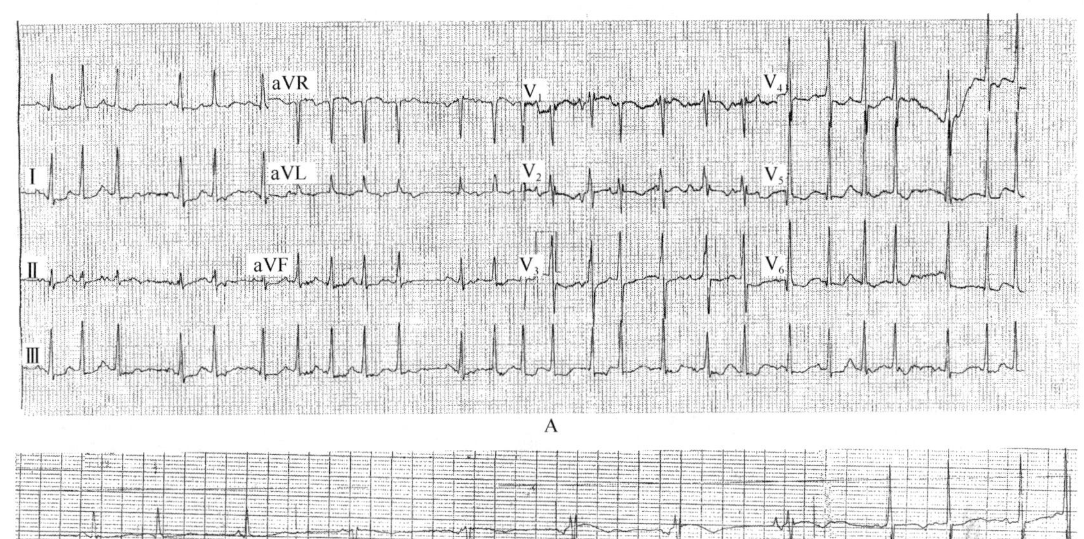

A

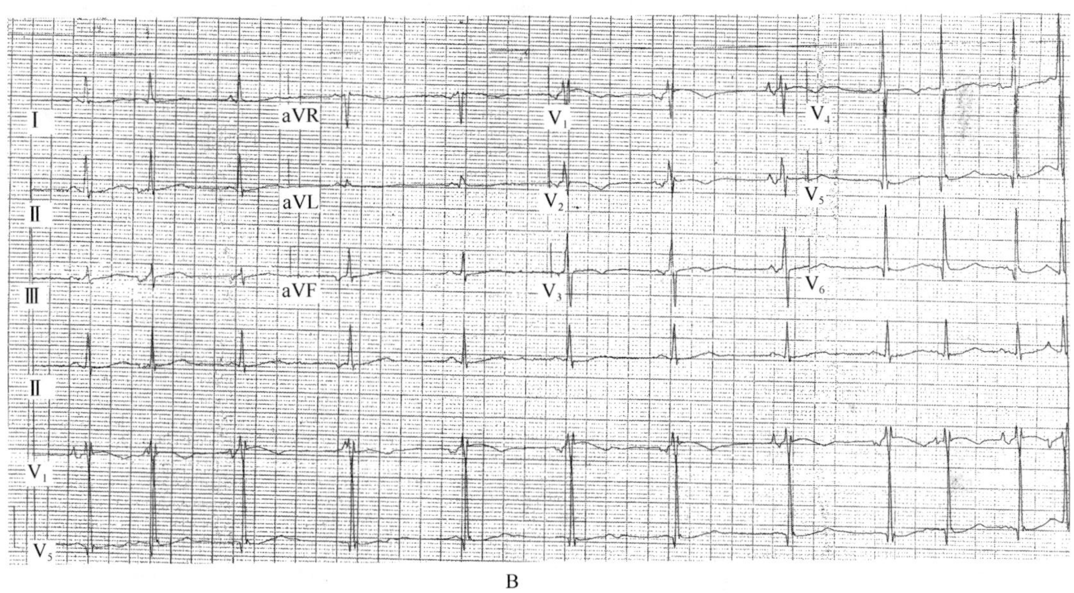

B

图 4-48　慢性冠脉缺血，心房性混乱心律，不完全性右束支传导阻滞心电图

A. 第一次；B. 第二次

【临床资料】

吴××，女性，80 岁。冠心病、心力衰竭Ⅱ～Ⅲ级，气急（++），心率快，律不规则。

【心电图表现】

第一次（2012 年 12 月 19 日 11 时 50 分）：

1. 窦性节律，心律不规则，心率快，平均 157 次/分。

2. 各导联 P 波频率快而不规则，部分 P 波呈正负双相，负向波较显著，其余 P 波形状似频发心房性期前收缩，P 波形态多样，P-R≥0.12 秒，QRS 时限 0.08 秒，QRS V_1 呈 rSr″形。额面 QRS 电轴 51°，T V_2 及 V_3 倒置，ST V_4～V_6 压低 0.05～0.1mV，T V_4～V_6 振幅<R/10。

第二次（2012 年 12 月 19 日 21 时 23 分）：

1. 窦性心律，心率约 60 次/分。

2. 频发提前出现的 P′波,形态不一,P′-R >0. 12 秒,QRS 波呈室上性,额面电轴 51°,其余波形同上次。

【心电图诊断】

1. 心房性混乱心律,治疗后略有改善。
2. 不完全性右束支传导阻滞。
3. 慢性冠状动脉缺血。

【评述】

此类病例容易发展为心房颤动。

例 43　冠心病,左房心律(图 4-49)

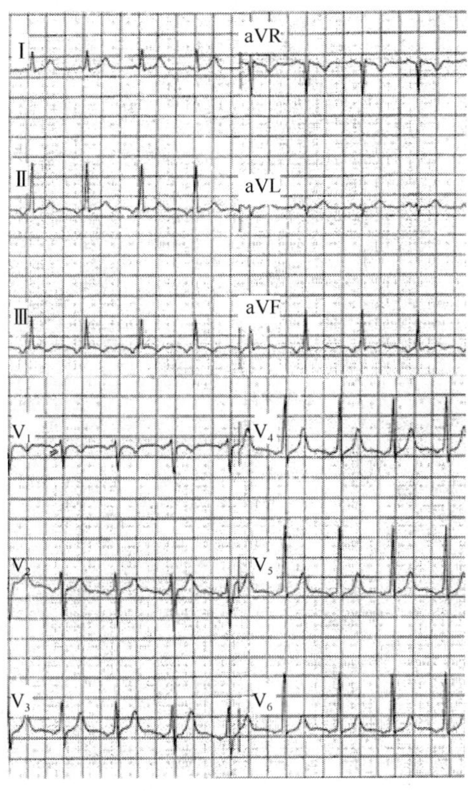

图 4-49　冠心病,左房心律心电图

【临床资料】

孟××,男性,70 岁。冠心病史 3 年,本次体检发现心电图异常,自觉症状不明显。

【心电图表现】

1. 各联心房波向量异常,P-R 间期 0.12 秒。PⅠ平坦,PⅡ、Ⅲ、aVF、V_1 ~ V_6 倒置,P aVR、aVL 正向。

2. 各联 QRS-T 形态大致正常。

【心电图诊断】

左房心律。

【评述】

本例因心律正常,没有引起自觉症状,体检无阳性发现。仅心电图异常,随访 3 个月未改变。

例 44　冠状动脉硬化，间位性室性期前收缩，短阵室性心动过速（图 4-50）

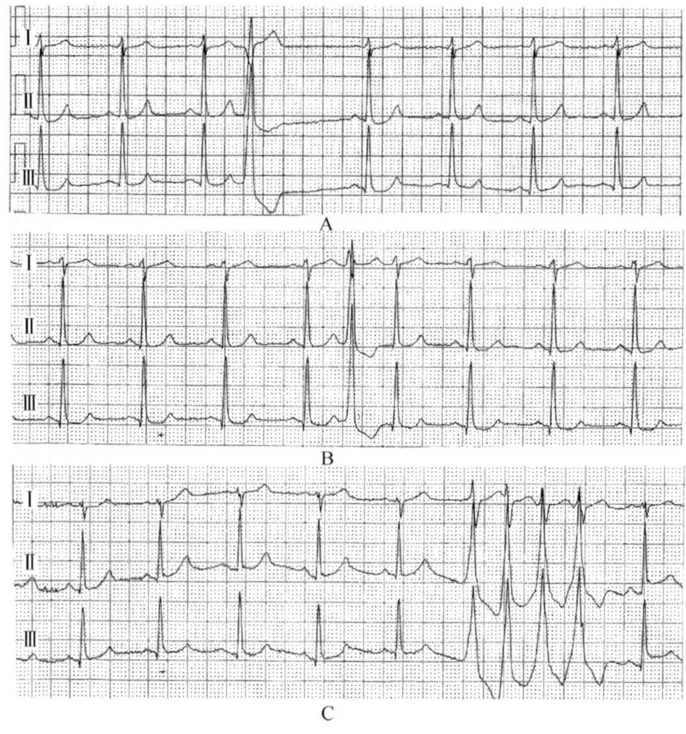

图 4-50　冠状动脉硬化，间位性室性期前收缩，短阵室性心动过速心电图

【临床资料】

陈××，男性，80 岁。不规则心悸发作 4 天，夜间为甚，影响睡眠，体检：心律尚齐，偶闻期前收缩。3 个月前冠脉 CTA 示左主干轻度狭窄（25%），临床诊断：冠状动脉硬化。

【心电图表现】

1. 窦性心律，心率 75 次/分，P-R 间期 0.14 秒，QRS 时限 0.09 秒。
2. A 3 排见到 1 次宽大畸形的 QRS 波，提前发生，其前无 P 波，其后代偿间歇完整。
3. B 3 排见到一次畸形 QRS 波，插入二次窦性心跳之间，无代偿间歇。
4. C 3 排末有 4 次持续发生畸形 QRS 波，其后恢复窦性心跳。

【心电图诊断】

1. 偶发室性期前收缩。
2. 间位性室性期前收缩。
3. 短阵室性心动过速。

【评述】

本例轻型室性心律失常，心电图表现典型。经内科处理，口服缓释维拉帕米，门冬氨酸钾镁和地西泮，休息 4 天症状消失。

例45　冠心病,多源性房性期前收缩,短阵心房颤动发作(图4-51)

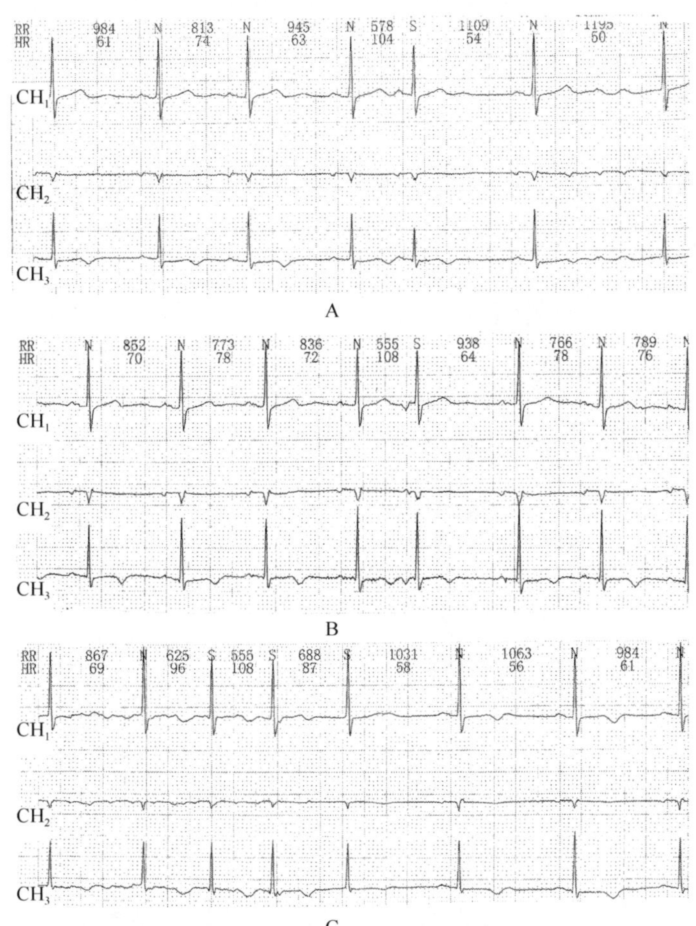

图4-51　冠心病,多源性房性期前收缩,短阵心房颤动发作动态心电图

【临床资料】

刘××,男性,84岁。心悸气急半个月,高血压史10余年,药物治疗,控制较好,最近因房屋拆迁烦恼,自觉不适。原诊断为冠心病。

【心电图表现】

Holter动态心电图每3排同步记录:

A 3排:开头4跳为窦性心律,第5跳是提前发生的房性心搏,其后有不全代偿间歇。末次心跳前发生短阵小"f"波。

B 3排:前4跳为窦性心律,接着提前出现1次房性期前收缩,其P′波方向与前3排的房性期前收缩相反,表明其起源位置在心房下部。

C 3排:开头5次心跳无P波,只有小"f"波,心室律不齐,末3跳是窦性心律。

全部QRS形态为正常。

【心电图诊断】

1. 窦性心律。
2. 偶发心房性期前收缩,多源性。
3. 短阵心房颤动发作。

【评述】

本例由多源性期前收缩发展为阵发心房颤动,属于初发,估计其治疗后较易保持窦性心律。口服钾盐、镇静剂及维拉帕米缓释片有效。

例 46　冠心病，病态窦房结综合征，频发房性期前收缩（未下传），阵发缓慢型短阵心房颤动（图 4-52）

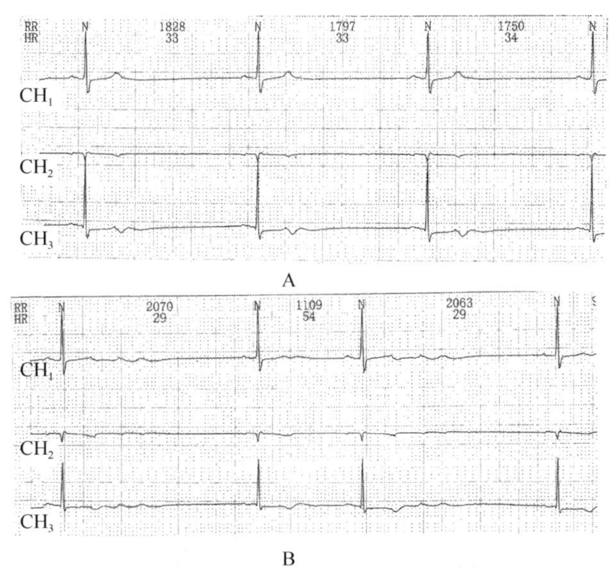

图 4-52　冠心病，病态窦房结综合征，频发房性期前收缩（未下传），阵发缓慢型短阵心房颤动动态心电图

【临床资料】

柳××，男性，80 岁。近 1 个月阵发性头晕，记忆减退，生活渐不能自理，吸烟史 40 年，退休后无工作。临床诊断：冠心病，病态窦房结综合征。

【心电图表现】

Holter 动态心电图，每 3 导同步记录。

A 3 排：

1. 窦性心律，节律较齐，心率缓慢（34 次/分）；

2. 每次窦性心跳的 T 波起始部均有提前发生的心房波（P′）重叠，致 T 波呈双峰，有切迹，期前收缩均未下传，形成二联律。

B 3 排：

窦性心律，间有 2 阵“f ”波，心室律不齐，心率极为缓慢（29 次/分）。

【心电图诊断】

1. 窦性心律。

2. 频发心房性期前收缩，呈二联律，均未下传。

3. 阵发短阵小“f ”波，心室率慢而不规则，QRS 形态呈室上性。

【心电图诊断】

1. 窦性心律。
2. 频发心房性期前收缩(未下传)。
3. 阵发短阵心房颤动,缓慢型。

【评述】

符合病态窦房结综合征。

例 47　冠心病，频繁窦性停搏，交界性逸搏及夺获，阵发频速型心房颤动（图 4-53）

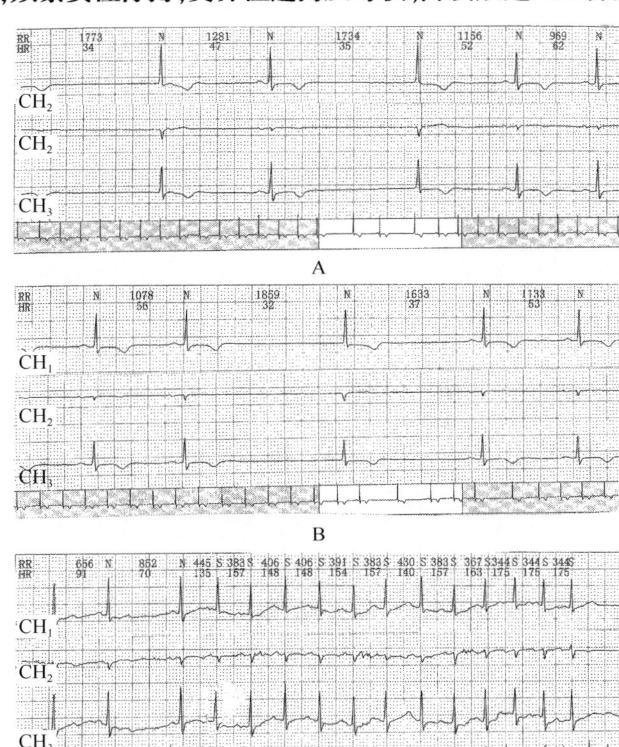

图 4-53　冠心病，频繁窦性停搏，交界性逸搏及夺获，阵发频速型心房颤动动态心电图

【临床资料】

赵××，女性，78 岁，退休教师，高血压病史 10 余年，服药治疗，新近 2 个月胸闷，心悸，偶感头晕，血压 150/80mmHg，心律高度不齐。临床诊断：冠心病。

【心电图表现】

Holter 心电图，每 3 排同步记录。

1. A 3 排及 B 3 排窦性 P 波不规则出现，频频出现长间歇。
2. 窦性心搏脱漏时间有交界逸搏及“夺获”。
3. C 3 排：头 2 个窦性心跳后出现频速型心房颤动。

【心电图诊断】

1. 频繁窦性停搏。
2. 交界性逸搏及“夺获”。
3. 阵发频速型心房颤动。

【评述】

1. 符合窦房结功能衰竭。
2. 慢快综合征。
3. 采用按需起搏器指征。

例 48 冠心病,完全性房室传导阻滞,交界性逸搏心律,多源性室性期前收缩及短阵室性心动过速(图 4-54)

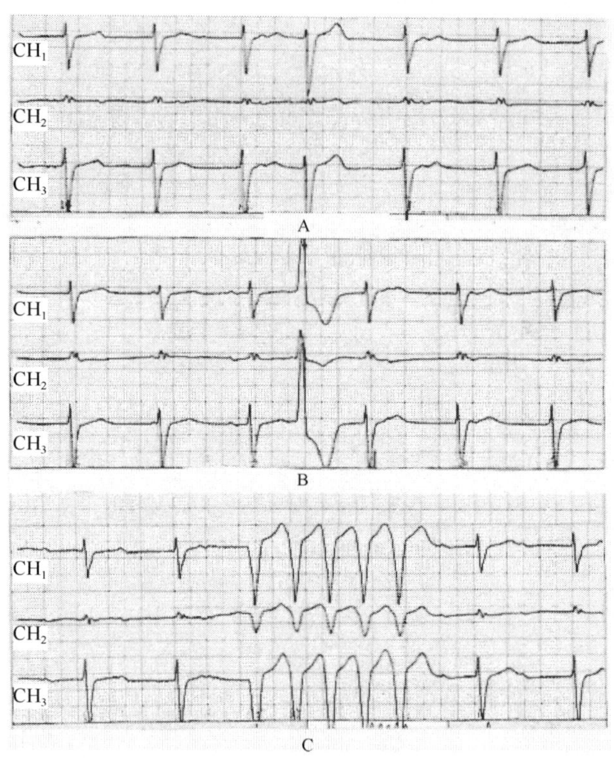

图 4-54 冠心病,完全性房室传导阻滞,交界性逸搏心律,多源性室性期前缩及短阵室性心动过速动态心电图

【临床资料】

赖××,男性,79 岁。临床诊断为冠心病,伴完全性房室传导阻滞。患者拒绝冠脉造影及起搏器治疗。

【心电图表现】

动态心电图记录,每 3 排同步描记。

A 3 排及 B 3 排:

1. 窦性 P 波较规律出现,频率 64~66 次/分,均未下传至心室。
2. 交界性逸搏心律,频率 53~55 次/分。
3. 各出现 1 次宽 QRS 期前收缩,形态不同,皆提示为心室期前收缩(多源性)。

C 3 排:

1. 窦性 P 波未下传及交接逸搏心律同上。
2. 短阵连续宽 QRS 心动过速。

【心电图诊断】

1. 窦性心律。

2. 完全性房室传导阻滞。

3. 交界性逸搏心律。

4. 多源性室性期前收缩及短阵室性心动过速。

【评述】

本侧窦性 P 波较低矮,且交接逸搏心律的频率并不很慢,需认真读片,但结合先前多次心电图表现,诊断比较不难。

例 49　急性下壁心肌梗死，室上性心动过速伴心室内差异传导（图 4-55）

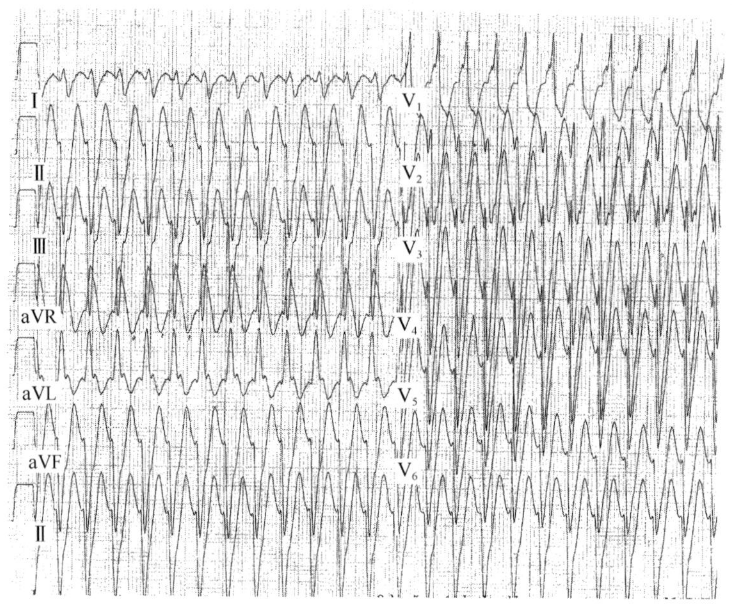

图 4-55　急性下壁心肌梗死，室上性心动过速伴心室内差异传导心电图

【临床资料】

李×，男性，60 岁。胸前剧烈疼痛 2 小时，急诊诊断为急性下壁心肌梗死。血压 90/60mmHg。

【心电图表现】

心率 210 次/分，律匀齐，P 波看不到，QRS 宽阔畸形，L Ⅱ、Ⅲ、aVF 及 $V_4 \sim V_6$ 均以负性波为主。

【心电图诊断】

室上性心动过速伴心室内差异传导。

【评述】

宽 QRS 心动过速，临床情况想对良好，经静脉注射艾司洛尔（Esmolol）25mg 6 分钟后转复心律。

例 50　房性期前收缩，完全性右束支传导阻滞，阵发性心房性心动过速（图 4-56）

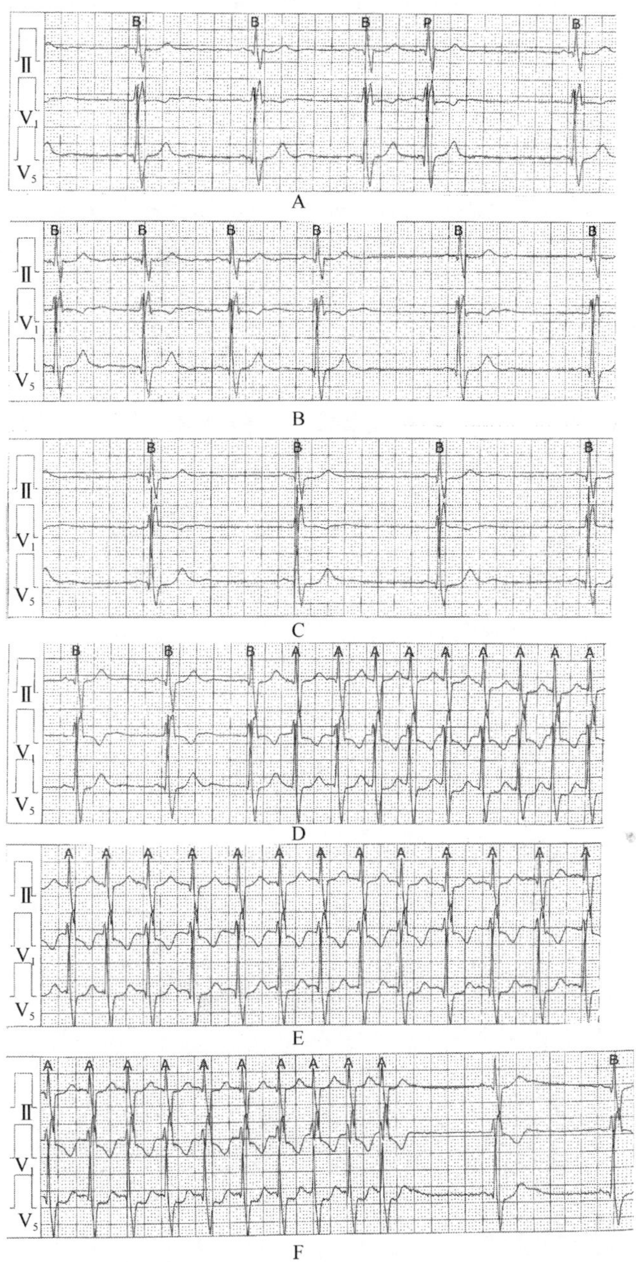

图 4-56　房性期前收缩，完全性右束支传导阻滞，阵发性心房性心动过速心电图

【临床资料】

李××,男性,70 岁。高血压病史 2 年,血压(150~160)/(80~86)mmHg,服药治疗。近半年偶发头晕,心悸,双耳听力中度减退。TC 6.6mmol/L, LDL-C 3.0mmol/L, TG 2.0mmol/L,心肌酶及 cTn-T 值正常范围。

【心电图表现】

动态心电图描记(模拟导联Ⅱ、V_1 和 V_5 每 3 排同步记录)。

A 3 排:窦性心律,开始 3 跳心率缓慢(46 次/分),第 4 个心搏 P′波提前发生,重叠在前一心跳 T 波顶上,P′-R 延长达 0.36 秒,其后有不完全代偿间歇,全部 QRS 波时限达 0.15 秒,QRS V_1 呈 rSr′型。

B 3 排后半段及 C 3 排:心率慢,心律齐,提示有频发心房性期前收缩;二联律,其 P′波隐藏于前一次 T 波中,未下传,致心室率很慢。

D~F 共 3 个 3 排:窦性心律及阵发室上性心动过速最后恢复窦性心律。

【心电图诊断】

1. 窦性心律,偶发至频发心房性期前收缩,未下传,呈二联律。
2. 完全性右束支传导阻滞。
3. 阵发性心房性心动过速。

【评述】

本例异位心房波(P′)振幅很低不易察觉,P′未下传伪似窦性心动过缓,需注意鉴别。

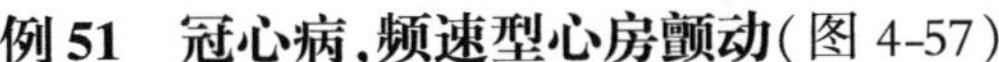

例51　冠心病,频速型心房颤动(图4-57)

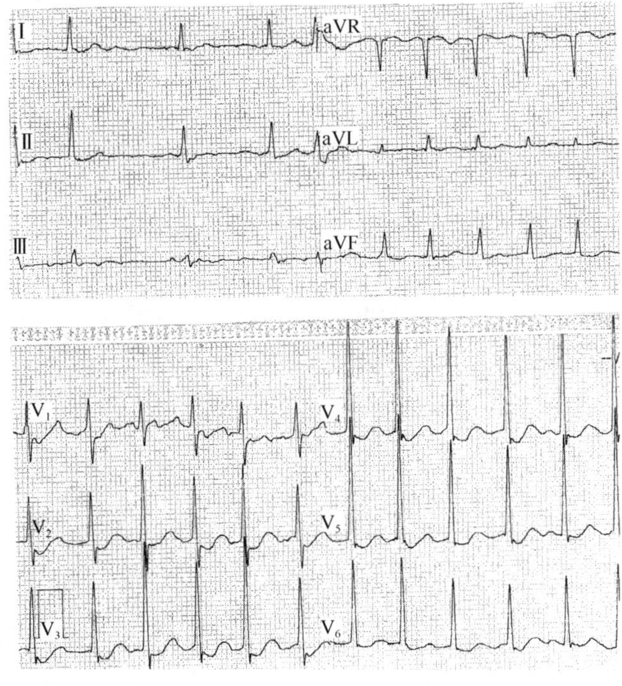

图4-57　冠心病,频速型心房颤动心电图

【临床资料】

陈××,女性,60岁。不规则心悸2个月余,持续时间不定,糖尿病史10年,服用二甲双胍治疗,控制较好;高血压病史6年,平日血压有时偏高,未经正规治疗。临床诊断为冠心病。

【心电图表现】

每3个导联同步记录

1. 各联未见P波,代以小"f"波。
2. 心室率108次/分,心律不齐,QRS波型呈室上性,时限0.07秒。
3. 肢导联T波低矮;胸前各导联ST段下斜型压低0.2~0.3mV,T波振幅小于R/10。

【心电图诊断】

阵发性心房颤动(频速型)。

【评述】

本例系初发型心房颤动,非瓣膜心脏病引起。口服β受体阻滞剂美托洛尔25mg,每日2次,佐以阿司匹林,门冬氨酸钾镁等,2天后心律转复为窦性,继续治疗中。

例 52　缺血性心肌病，完全性房室传导阻滞，自发心律(起源于右束支)(图 4-58)

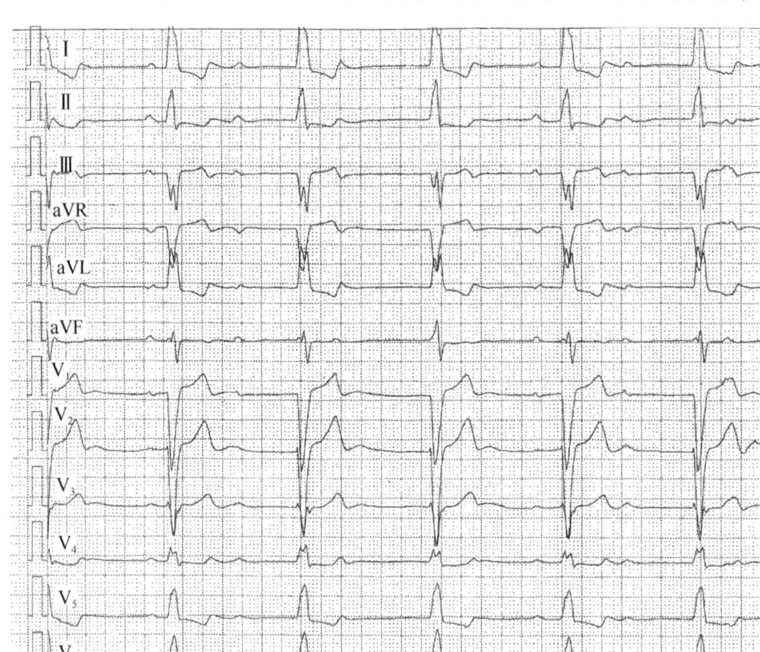

图 4-58　缺血性心肌病，完全性房室传导阻滞，自发心律心电图

【临床资料】

刘××，男性，78 岁。3 年来体力减退，行走及登楼气急。发现高血压 10 年，规范治疗，血压保持 140/90mmHg 左右，血糖大致正常。30 年前怀疑肺结核，摄有 X 线胸片，心肺正常。5 年前因白内障住院，手术前体检 X 线胸片和心电图大致正常。本次入院体检：肥胖，血压 144/90mmHg。心界向左扩大，心律整齐缓慢，未闻杂音。肺无啰音，肝脾未触及，下肢轻微水肿。X 线远达胸片，心影显著普遍性扩大，胸心比例为 0.65。心 cTn-T 及心肌酶学指标未见异常。N-端前脑钠肽 1720ng/ml。心血管造影表明左主干，前降支，回旋支及右冠状动脉有粥样斑块，但引起狭窄很轻，不足 25%，管腔通畅。临床诊断：缺血性心肌病。

【心电图表现】

1. 窦性心律，P 波频率 64 次/分，略有不齐，心房冲动均未下传。

2. 心室波整齐缓慢，频率 44.5 次/分，与 P 波完全无关，QRS 波宽大畸形，时限 0.15 秒。右胸导联上 QRS 波呈宽 QS 型或宽 S，左胸导联 R 顶峰粗钝，类似左束支传导阻滞图形。

【心电图诊断】

1. 窦性心律。

2. 完全性房室传导阻滞，自发心律(起源于右束支)。

【评述】

本例冠脉近端堵塞病变并不显著，但心电图改变严重。患者年纪很大，既往身体健康，两次 X 线胸片检查心影不大，曾作心电图检查无异常，提示以往存在原发性心肌病的可能性不大。晚年发生的心脏改变可能是冠脉小血管病变，即所谓“缺血心肌病”。

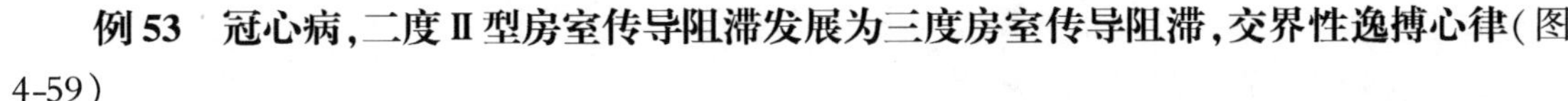

例 53　冠心病，二度Ⅱ型房室传导阻滞发展为三度房室传导阻滞，交界性逸搏心律(图 4-59)

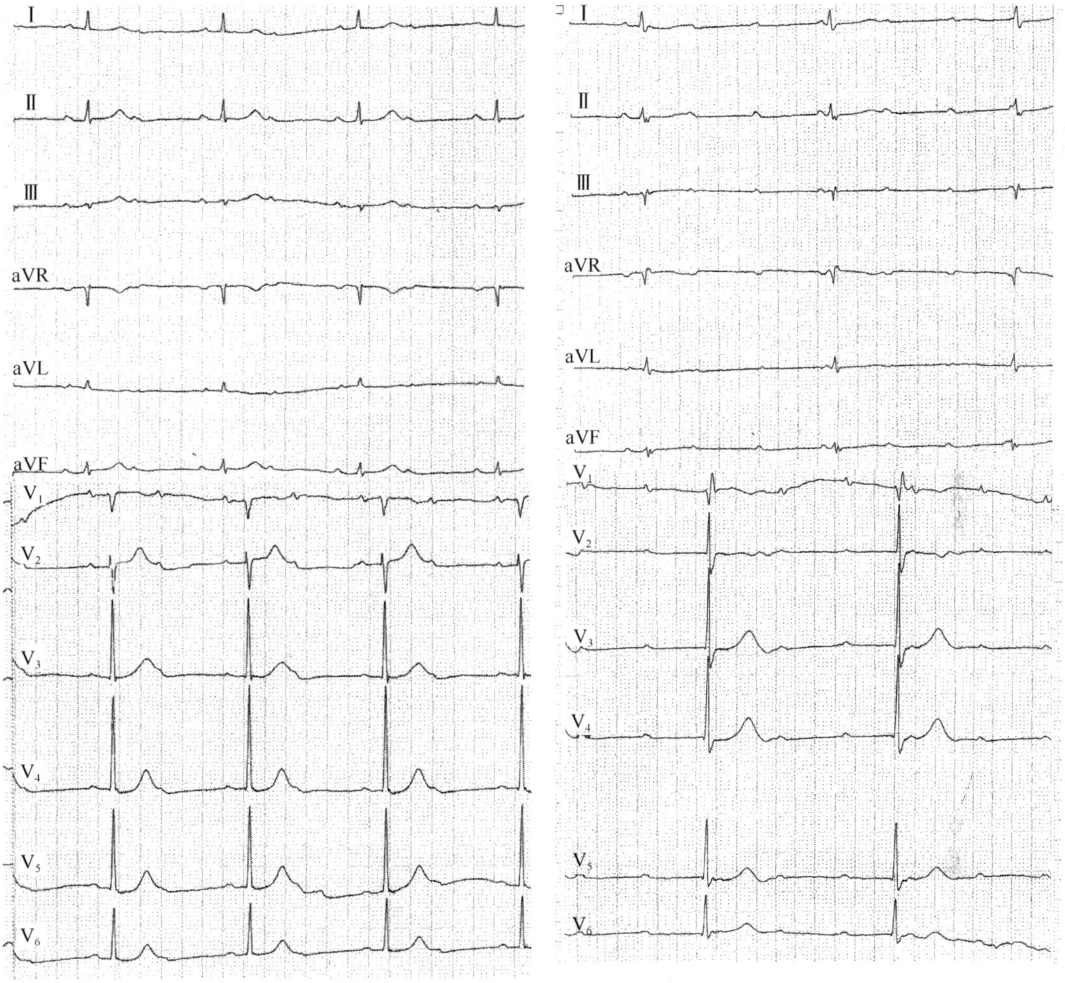

A　　B

图 4-59　冠心病，二度Ⅱ型房室传导阻滞发展为三度房室传导阻滞，交界性逸搏心律心电图

A. 第一次；B. 第二次

【临床资料】

张××，女性，78 岁。糖尿病史 20 余年，治疗不规范，本次入院时血糖 20. 4mmol/L。临床诊断为 2 型糖尿病，冠心病，心力衰竭Ⅲ级。

【心电图表现】

第一次(2012 年 11 月 23 日)：

1. 窦性心律，心率 90 次/分。
2. 每 2 个 P 波下传一次，心室率 45 次/分。
3. 各联 QRS-T 波大致正常。

第二次(2012 年 11 月 24 日，病情略有进展)：

1. 窦性心律，心率 90 次/分。

2. 窦性冲动均未下传，心室波规则发生，节律缓慢(30 次/分)，与 P 波不相关。

3. QRS 波呈室上性，但与第一次略有不同。

【心电图诊断】

1. 窦性心律。

2. 二度Ⅱ型房室传导阻滞发展为三度房室传导阻滞。

3. 交界性逸搏心律。

【评述】

1. 二度Ⅱ型房室传导阻滞是较重的房室传导阻滞，易发展为完全性房室传导阻滞。

2. 第二次心室波因是交界性逸搏心律，QRS 波形虽属室上性，但毕竟与第一次由窦性下传的 QRS 有所区别，只是由于是高位的交界起搏点，故心向量与前者相近。

例 54　陈旧性下壁心肌梗死，房室传导阻滞，一过性 4 相右束支及右左束支传导阻滞交替出现(图 4-60)

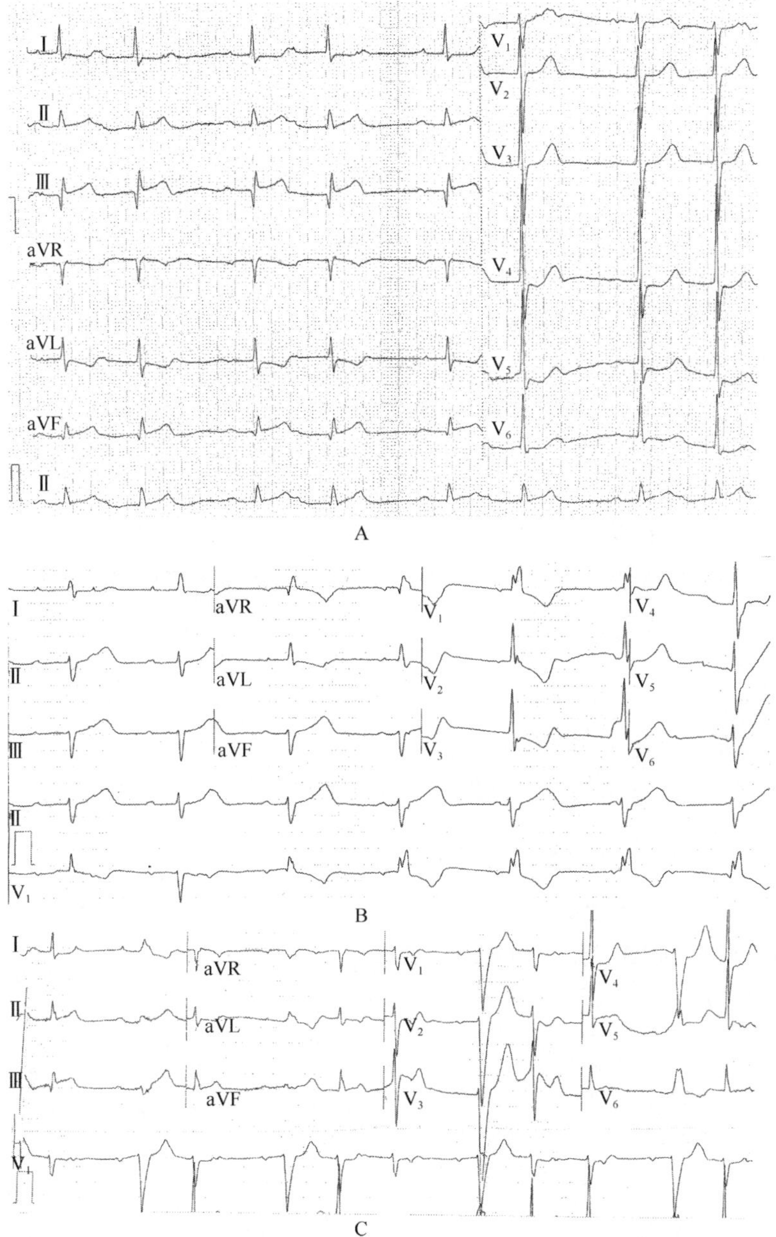

图 4-60　陈旧性下壁心肌梗死，房室传导阻滞，一过性 4 相右束支及右左束支传导阻滞交替出现心电图

A. 第一次；B. 第二次；C. 第三次

【临床资料】

杨××，男性，80 岁。临床诊断为冠心病、陈旧性下壁心肌梗死。

【心电图表现】

第一次：

1. 窦性心律，心率 76 次/分，P 波规则出现。

2. P-R 间期渐进延长，QRS 波每 2 次脱漏 1 次，(3∶2 传导阻滞)，呈文氏现象。

3. LⅢ Q 波明显。

第二次：

1. 窦性心律，P 波规则出现，心房率 87 次/分。

2. QRS 波另以缓慢节律规则出现，心室率 47 次/分，P 波与 QRS 无关。

3. QRS 波形不完全一致，从长 V_1 导联观察，前三跳，R-R 间期为 1. 28 秒时 QRS 波形较窄或(第三跳)呈融合波型，而第四跳及以后，因 R-R 间期长达 1. 36 秒，QRS 即成 RSR′型，时限加宽(右束支传导阻滞)。属时相性(4 相)束支传导阻滞。

第三次：

1. 窦性心律，P 波规则，心房率 98 次/分。

2. P 波下传至心室的情况与第一次大致相同，呈文氏现象。

3. QRS 波形有 2 种形态，QRS 前方是短周期时 QRS 属窄型；前面是长周期时 QRS 时限加宽，呈左束支传导阻滞型(4 相左束支传导阻滞)。

【心电图诊断】

1. 窦性心律。

2. 二度Ⅰ型及三度房室传导阻滞，经治疗后消失。

3. 一过性 4 相右束支及右左束支传导阻滞交替出现。

4. 陈旧性下壁心肌梗死。

【评述】

4 相束支传导阻滞比 3 相束支传导阻滞少见。本例有不同程度的房室传导阻滞加上不同的束支传导阻滞交替出现，使心电图比较多变。

例 55　冠心病，心房颤动，二度房室传导阻滞（图 4-61）

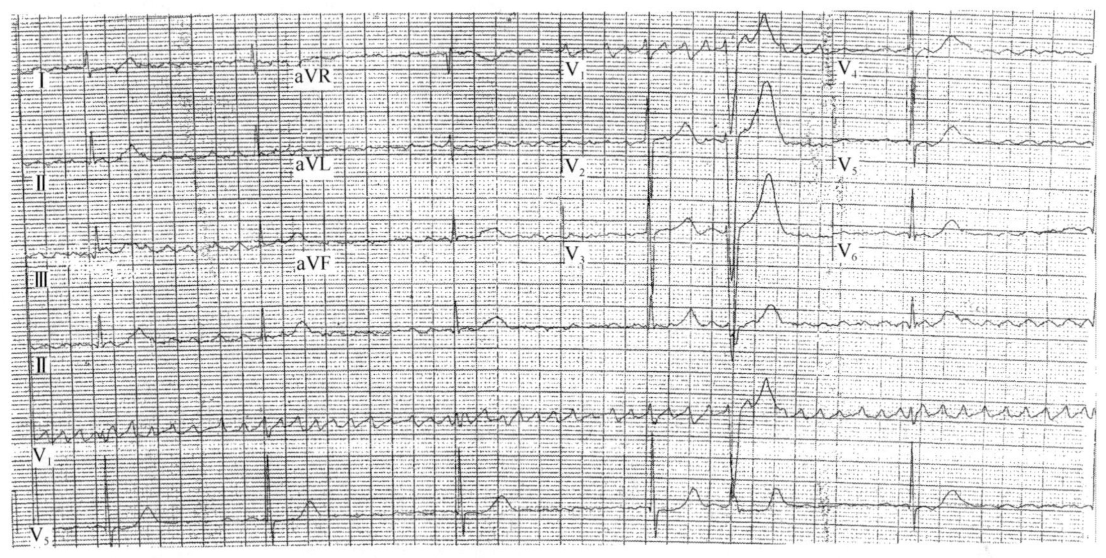

图 4-61　冠心病，心房颤动，二度房室传导阻滞心电图

【临床资料】

卢××，男性，72 岁。临床诊断为冠心病、心律失常及心力衰竭。

【心电图表现】

1. 心律不齐，心率缓慢，各联无窦性 P 波，代之以频速的"f"波，频率平均 360 次/分，"f"波振幅较粗，不齐。

2. 心室律不齐，心率缓慢，平均 39 次/分，QRS 呈室上性，间有 1 次宽大畸形波。

【心电图诊断】

1. 心房颤动。

2. 二度房室传导阻滞。

3. 偶发心室性期前收缩。

【评述】

本例"f"波较粗，偶被误认为心房扑动的"f"波。但认真观察该则心房波得大小仍有较显著的差异，节律也很不齐，完全符合心房颤动的特点而非扑动。

例 56　冠心病,心房扑动(呈文氏现象)(图 4-62)

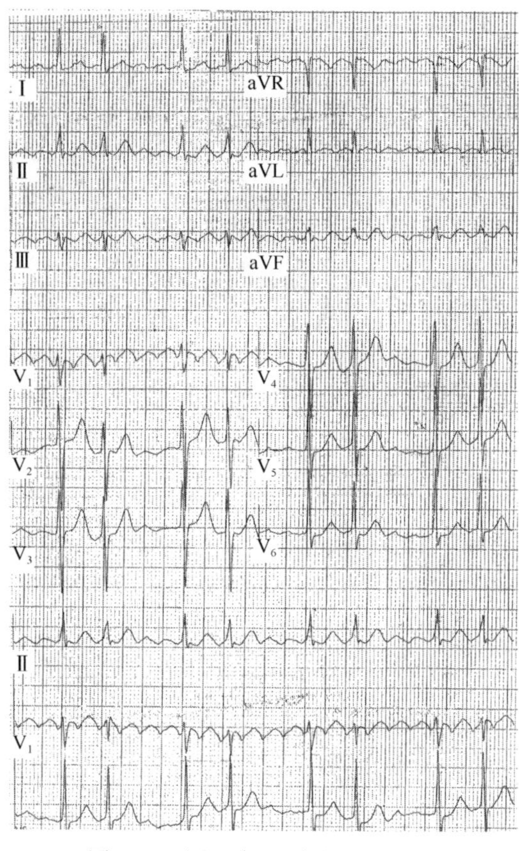

图 4-62　冠心病,心房扑动心电图

【临床资料】

李××,男性,78 岁。诊断为冠心病。左前降支和右冠脉先后放置支架一枚。目前有心力衰竭。

【心电图表现】

1. 各联无 P 波,代以整齐锯齿状大扑动波("F"波),频率 288 次/分。
2. 每 2~4 次"F"波下传到心室 1 次,呈文氏现象。
3. QRS 波形呈室上性,形态正常。

【心电图诊断】

心房扑动,2~4 : 1 下传,呈文氏现象。

【评述】

心房扑动因扑动波频率很高,很少可以全部下传,一般都伴有不同程度的房室传导阻滞,以减慢心室率,这也是一种生理性的保护作用。其中如伴有心律不齐,多可看出存在文氏型传导阻滞。

例 57　亚急性前壁心肌梗死，心房颤动（图 4-63）

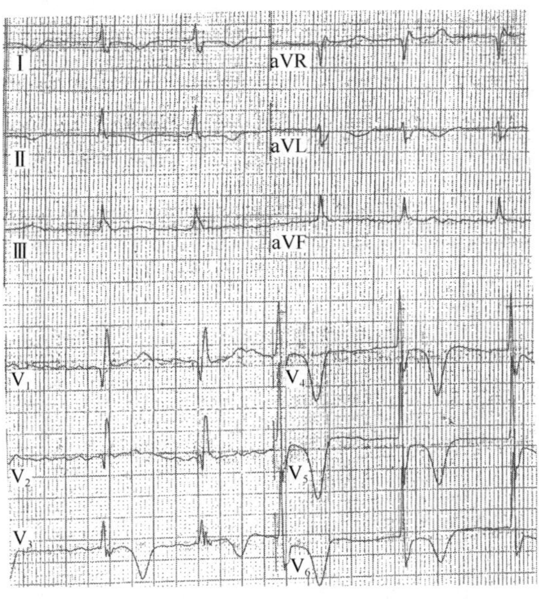

图 4-63　亚急性前壁心肌梗死，心房颤动心电图

【临床资料】

赵××，男性，80 岁。2 个月前因心律不齐，住院诊断为冠心病，心房颤动，心电图检查诊断为“心房颤动”，近一星期心悸、气急，不规则胸前疼痛入院。查体：血压 158/80mmHg，心律不齐，心无杂音，肺（－），生化检查：cTn-T 0.12ng/ml，N-端前钠尿肽（NT-pro-BNP）7000pg/ml，ALT 40U/L，CK 140U/L，CK-MB 60U/L，其余正常。

【心电图表现】

1. 各导联 P 波消失，代之以小“f ”波，心室律完全不规则，心率 61 次/分。
2. QRS V_1~V_3 呈 M 型，Q V_1、V_2 明显，QRS 时限 0.12 秒，S Ⅰ、V_4~V_5 加宽。
3. T V_3~V_5 深倒，深度 8~12mm，呈漏斗状。

【心电图诊断】

1. 心房颤动。
2. 亚急性前壁心肌梗死。

【评述】

本例为非 ST 段抬高型心肌梗死（NSTEMI）。

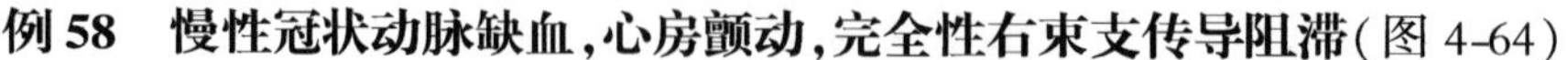

例58　慢性冠状动脉缺血,心房颤动,完全性右束支传导阻滞(图4-64)

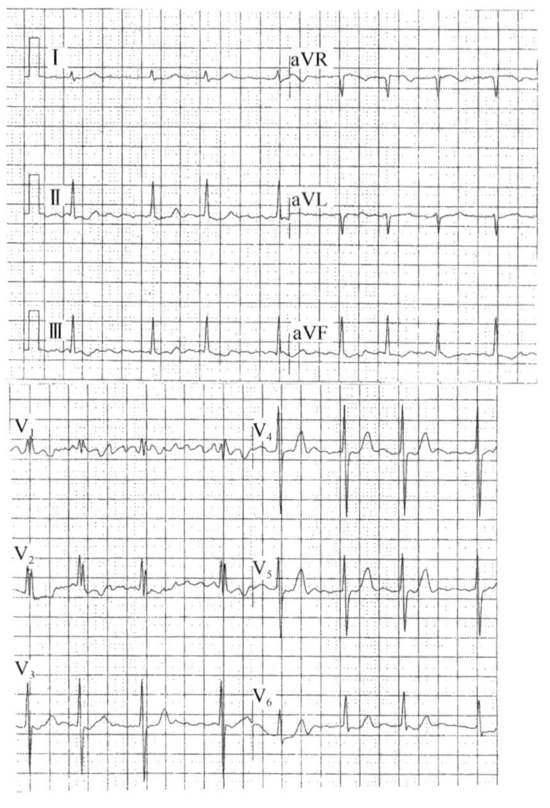

图4-64　慢性冠状动脉缺血,心房颤动,完全性右束支传导阻滞心电图

【临床资料】

李××,女性,61岁。心悸、胸闷1周,行走气急,食睡尚可。2型糖尿病史3年,平日服用二甲双胍治疗,血糖波动在7~10mmol/L,心律不齐,无杂音,肺(-),血压140/80mmHg,TC 6.26mmol/L,TG 3.2mmol/L,LDL-C 3.0mmol/L。

【心电图表现】

1. 各导联无P波,代以不规则小"f"波,频率约720次/分。
2. 心室率绝对不规则,94次/分,QRS时限0.09秒,额面QRS电轴84°,Q-T间期0.34秒,QTc间期0.43秒。
3. QRS V_1、V_2呈rsr′形。
4. 部分导联ST段水平型下压。

【心电图诊断】

1. 心房颤动。
2. 完全性右束支传导阻滞。
3. 慢性冠状动脉缺血。

【评述】

本例无其他原因引起的心房颤动和右束支传导阻滞,符合冠心病引起的心律失常,部分导联ST段水平型压低亦支持冠状动脉缺血诊断。

例 59　冠状动脉缺血，缓慢型心房颤动，交界性逸搏心律（图 4-65）

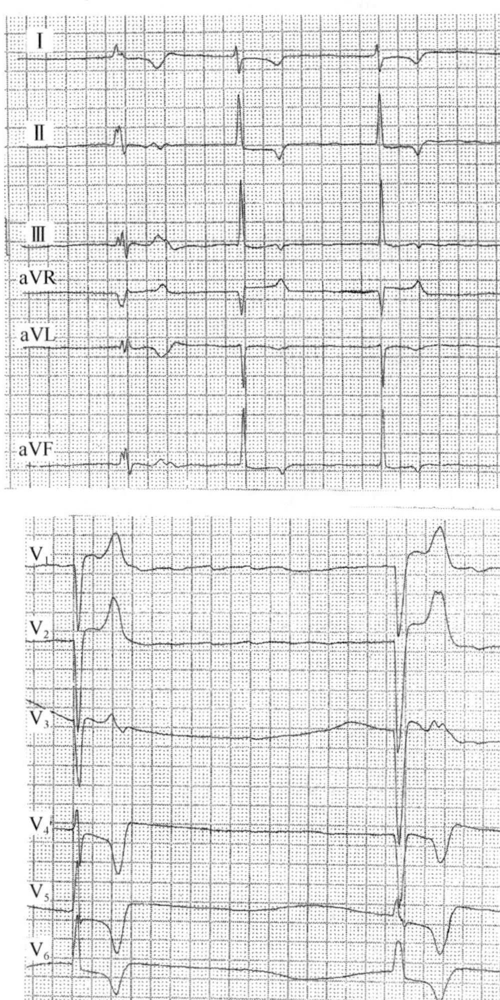

图 4-65　冠状动脉缺血，缓慢型心房颤动，交界性逸搏心律心电图

【临床资料】

陶××，男性，76 岁。原诊断为冠心病，持续性房颤，新近 2 个月体力下降，常感头晕不适。

【心电图表现】

1. 各联无 P 波，代之以不规则小"f"波，振幅较低矮，以右胸导联上比较明显。

2. 心室率缓慢，律不规则，QRS 波有 2 种类型，少数 QRS 呈室上性型，时限 0.08 秒，多数 QRS 加宽畸形。其中最长的 R-R 间距长达 3.10 秒，多数肢导联 ST-T 偏移、倒置。

【心电图诊断】

1. 缓慢型心房颤动，交界逸搏心律。

2. 冠状动脉缺血。

【评述】

本例原诊断为冠心病，心房颤动，近年病情进展心率明显降低，需安装按需起搏器。

例 60 冠心病,三支阻滞(图 4-66)

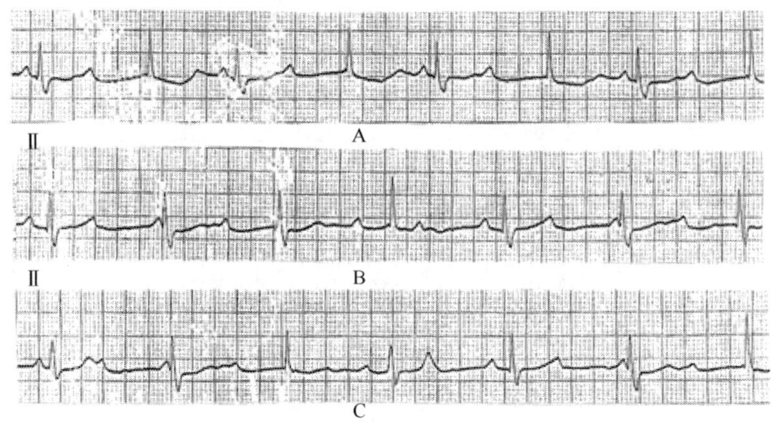

图 4-66 冠心病,三支阻滞心电图

【临床资料】

王××,女性,72 岁。半年来自觉非旋转性头晕,2 个月来偶有黑蒙。体检:老态,慢性病容,行走自如,心无杂音,肺无啰音,血压 140/80mmHg。X 线胸片:主动脉型心脏。临床诊断:冠心病。

【心电图表现】

1. A 排:窦性心律,P 波规则,心房率 100 次/分。

2. 第 1 个 P 波正常下传(P-R 0.14 秒),QRS 波增宽呈右束支传导阻滞图形;第 2 个 P 波与前一 T 波重叠,P-R 延长呈 0.56 秒,QRS 形态正常,并与第 3 个 P 波重叠,P 未下传,QRS 漏搏 1 次。

3. 第 4 个至第 6 个 P 波重复以上表现,周而复始,共 4 个周期。

4. B 排:本排前 1/2 段共 7 个窦性 P 波,其中前 4 个以二度Ⅰ型房室传导阻滞的规律下传至心室,有的 P-R 间期长达 0.64 秒,并有“跨越”现象,7 个 P 波中有 3 次心室漏搏;前 3 次 QRS 呈右束支传导阻滞图形,仅第 4 个 QRS 波正常化,表明有二度右束支传导阻滞(4∶1)。

5. 后半段重复前半段改变。

6. C 排:情况与前二排大致相同。

【心电图诊断】

1. 二度Ⅰ型房室传导阻滞(呈文氏现象)。

2. 二度右束支传导阻滞(2∶1~4∶1)。

【评述】

本例属三支阻滞,病情严重。

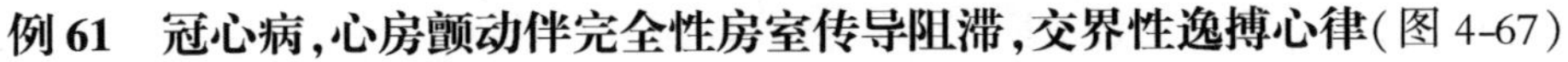

例61　冠心病,心房颤动伴完全性房室传导阻滞,交界性逸搏心律(图4-67)

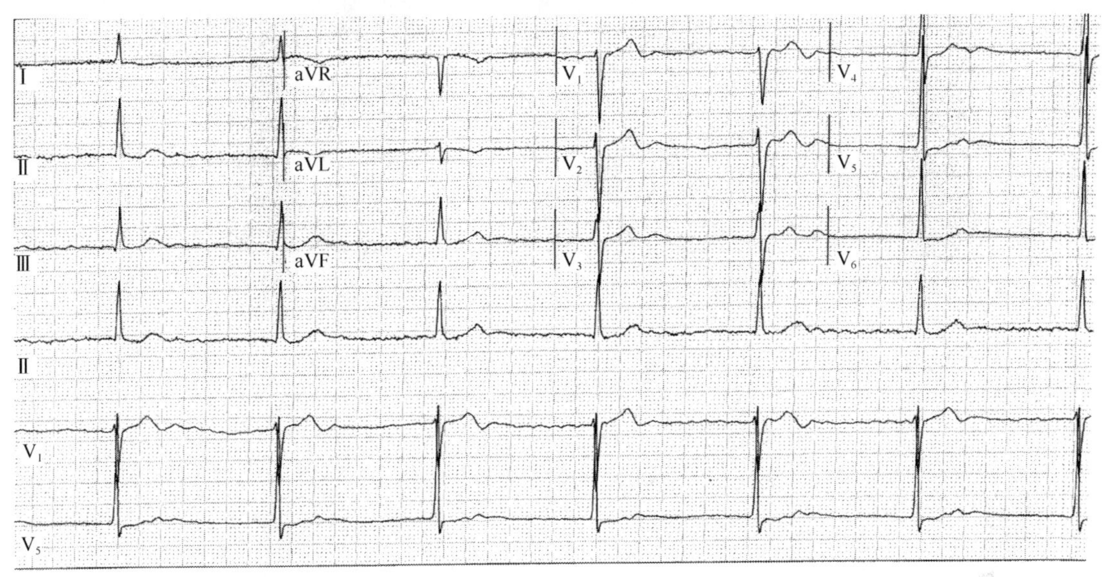

图4-67　冠心病,心房颤动伴完全性房室传导阻滞,交界性逸搏心律心电图

【临床资料】

陈××,男性,80岁,临床诊断为冠心病。

【心电图表现】

各联未见P波,代以不规则的小"f"波,心室率慢而规则,频率41次/分,QRS呈室上性,时限0.08秒,T波大致正常。

【心电图诊断】

1. 心房颤动伴完全性房室传导阻滞。
2. 交界性逸搏心律。

【评述】

1. 心室律绝对不齐是心房颤动的一大特色,其节律变齐时首先要考虑的是合并有完全性房室传导阻滞。

2. QRS波呈室上性提示为交界性逸搏心律。因起搏点较高,心室律尚较稳定,本例目前没有发生Adams-Stokes综合征,但经短期密切观察,如无改善,是采用按需起搏器的指证。

例 62　冠心病，完全性房室传导阻滞，心室性逸搏心律(图 4-68)

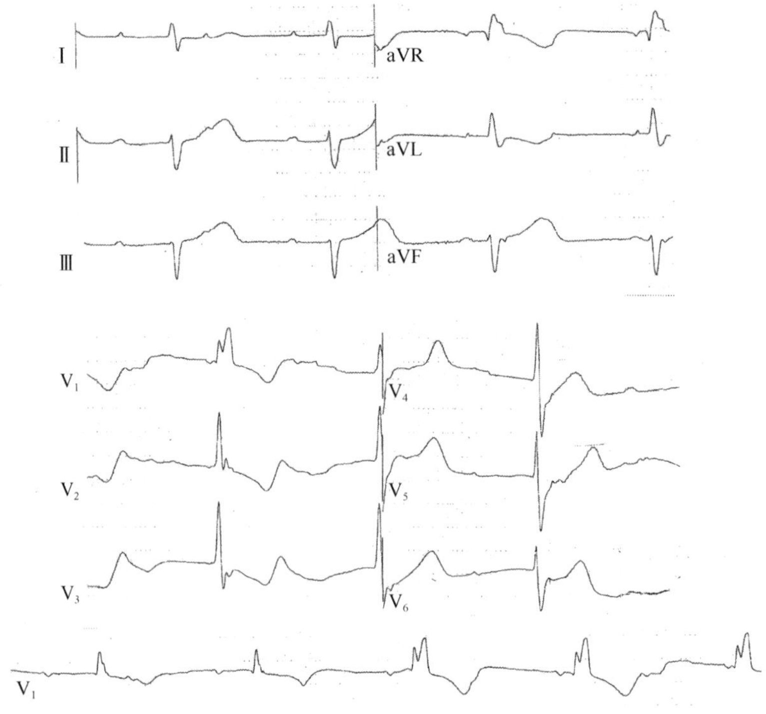

图 4-68　冠心病，完全性房室传导阻滞，心室性逸搏心律心电图

【临床资料】

李×，男性，75 岁。自觉平素无重大疾病，新近 2 个月体力进行性下降，登楼气短，步行 50 米无力。临床检查：血压 120/70mmHg，心无杂音，A2 亢进。血脂、血糖、心肌酶在正常范围，cTn-T 0. 012ng/ml，N-端前脑钠肽 1700pg/ml，临床诊断：冠心病，心力衰竭Ⅱ级。

【心电图表现】

1. 窦性心律，P 波规则出现，心房率 72 次/分，均未下传，心室率慢(44 次/分)，律规则，QRS 时限 0. 14 秒，QRS V_1 呈 RSR′型，额面电轴左偏。

2. ST V_1~V_6 压低 2~3mm。

3. 右胸导联 T 波倒置，深 6~8mm。

4. 从长 V_1 看，本例异位起搏(逸搏)的 QRS 波不尽相同，前 2 跳波型较窄，后 3 跳加宽，可能是存在文氏型传导的表现。

【心电图诊断】

1. 完全性房室传导阻滞。

2. 心室性逸搏心律。

【评述】

本例心电图表现和临床情况严重，冠脉造影显示左主干分叉病变，侧旋支及右冠脉狭窄 70%，建议行冠脉旁路手术，家属未接受，只要求药物治疗，结果该患者 2 个月后死于家中。

例 63　下壁心肌梗死,窦性心律发展为频速型心房颤动(图 4-69)

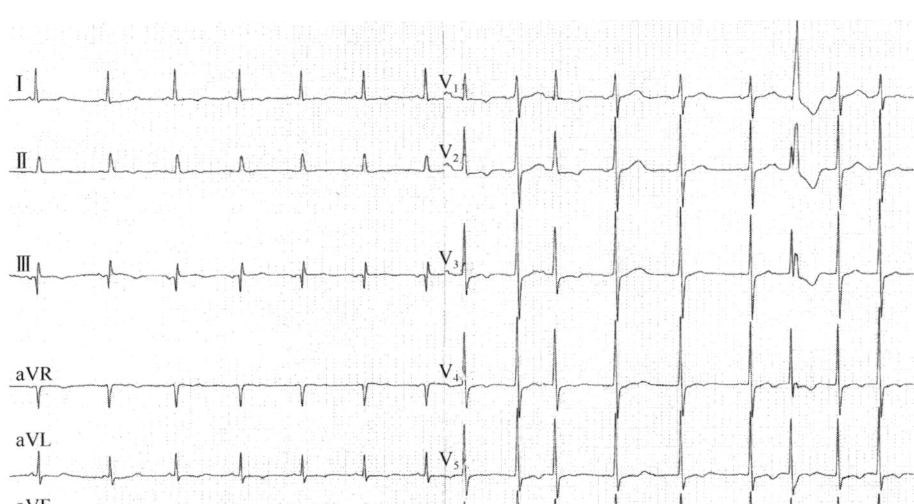

图 4-69　下壁心肌梗死,窦性心律发展为频速型心房颤动心电图

【临床资料】

钱××,女性,79 岁。因左膝关节退行性变,影响行走,在骨外科成功进行人工右膝关节置换术后第 3 天突发心悸,心律不齐。

【心电图表现】

每 3 个导联同步描记:

1. 描记肢导联时心律呈窦性,较整齐,心率 90 次/分,P-R 间期 0.12 秒;QRS 时限 0.06 秒,波形正常。

2. 描记胸导联时出现心房性和心室性期前收缩各一次,末 2 跳以后发展为心房颤动。

3. 出现 QⅢ。

【心电图诊断】

1. 窦性心律发展为频速型心房颤动。

2. 提示下壁心肌梗死。

【评述】

本例后续的心电图为频速型心房颤动。老年患者潜在的冠心病,经外科手术后出现心律失常和心肌梗死心电图表现者不少见,术前应该警惕。

例 64　急性广泛前壁心肌梗死，心房颤动及治疗后转窦，巨 T 倒置（图 4-70）

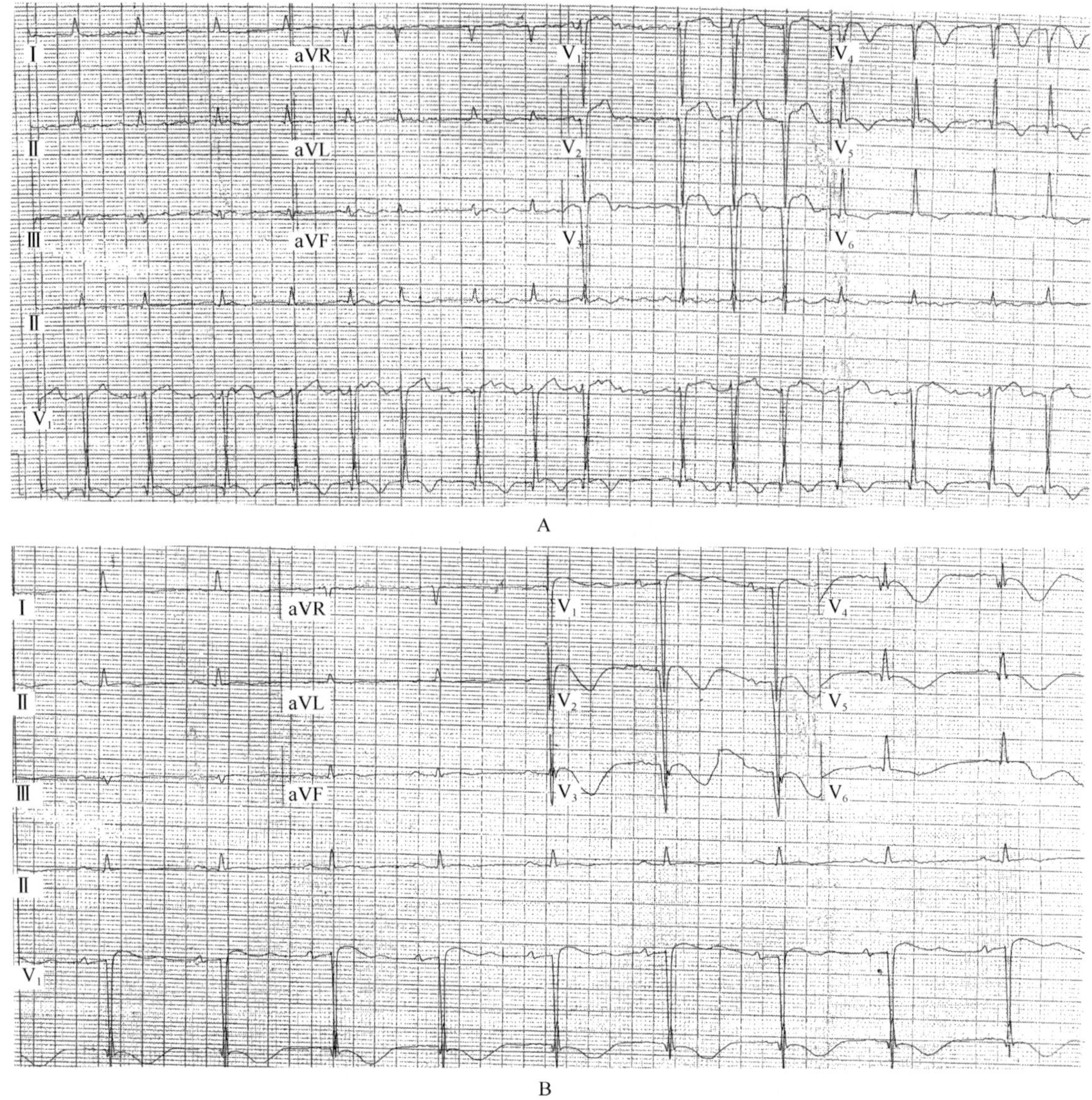

图 4-70　急性广泛前壁心肌梗死，心房颤动及治疗后转窦，巨 T 倒置心电图

A. 第一次；B. 第二次

【临床资料】

吴××，男性，78 岁。诊断为冠心病，急性心肌梗死。

【心电图表现】

第一次（2012 年 10 月 5 日）：

1. 各联无 P 波，代之以小而不规则的“f”波。

2. 心室律绝对不规则，心室率平均 96 次/分，QRS 时限 0.08 秒。

3. V_1 导联有 R 波，但到 V_2~V_4 导联上 R 波突然消失，QRS V_2~V_4 呈 QS 型，Q-T 间期 336 毫秒，QTc 间期 431 毫秒。

4. 肢联 ST-T 低平;ST V_1～V_4 抬高 0.1～0.3mV,T V_3～V_6 倒置。

第二次(2012 年 10 月 18 日,经治疗复查):

1. 窦性心律,心率 54 次/分。
2. QRS 波群与上次对比出现巨大倒置 T 波,Q-T 间期 592 毫秒,QTc 间期 576 毫秒。

【心电图诊断】

1. 心房颤动及治疗后转窦。
2. 急性广泛前壁心肌梗死。
3. 巨 T 倒置。

【评述】

巨 T 倒置一般见于心律失常加重或恶化时,本例见于房性稳定期,原因未明,为避免继发恶性心律不齐,经纠正电解质紊乱及莨菪碱治疗后消失。

例 65 慢性冠状动脉缺血，完全性右束支传导阻滞（图 4-71）

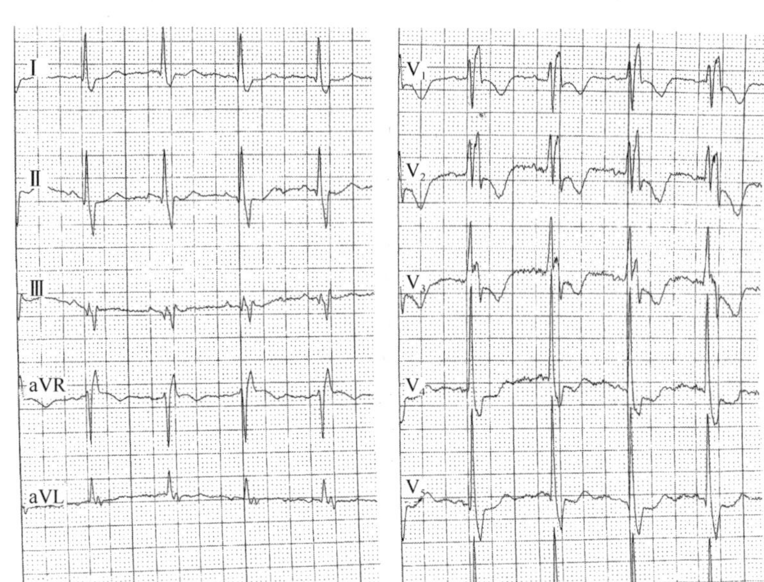

图 4-71 慢性冠状动脉缺血，完全性右束支传导阻滞心电图

【临床资料】

李××，男性，70 岁。高血压病史 5 年，药物治疗保持血压（130～146）/（80～90）mmHg，就近半年有心悸，听力减退，血压 130/90mmHg，心律偶不齐，有期前收缩。

【心电图表现】

1. 窦性心律，心率 90 次/分，P-R 0. 14 秒，QRS 时限 0. 14 秒，各联 QRS 宽大，呈 W 型，QRS V_1～V_3 呈 RSR′型，S V_4～V_5 加宽。

2. 多发导联 ST 段压低，ST V_1～V_5 压低 0. 1～0. 4mV 伴有 T 波倒置。

【心电图诊断】

1. 窦性心律。

2. 完全性右束支传导阻滞。

3. 慢性冠状动脉缺血。

【评述】

冠心病发生右束支传导阻滞较多见，Holter 心电图阵发 ST-T 压低及倒置，不规则阵发室上性心动过速。

例 66　冠心病，心房颤动，间歇性右束支传导阻滞伴左后分支阻滞（图 4-72）

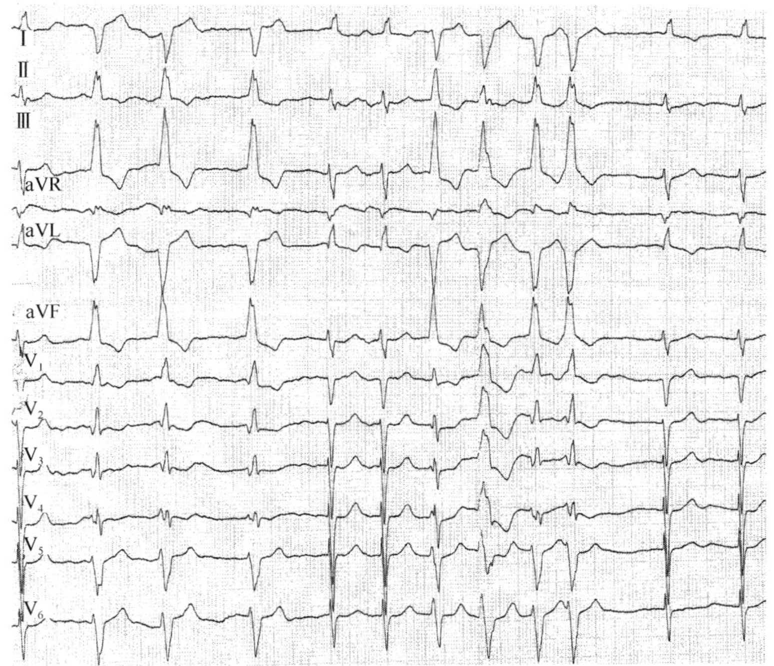

图 4-72　冠心病，心房颤动，间歇性右束支传导阻滞伴左后分支阻滞心电图

【临床资料】

患者，女性，78 岁。高血压病史 10 余年，糖尿病病史 4 年，内科治疗不规范。3 年来血压不稳定，波动在（160～130）/90mmHg，心前绞痛较频，常服用硝酸异山梨醇酯片，可以缓解。临床诊断为稳定型心绞痛。体力日渐减退。2 年来发现心房颤动渐转成持续性。3 天来因心悸气喘，伴双下肢水肿住院。血压 140/70mmHg。临床诊断冠心病，心房颤动，充血性心力衰竭，心功能Ⅲ级。

【心电图表现】

1. 各联未见窦性 P 波，代之以小“f ”波。

2. 心室律高度不齐，QRS 波形状不一致，有 2 种类型。一种是图中间和末尾部分各 2 跳，QRS 呈室上性，形态大致正常；另一种是其余各跳，QRS 波宽大畸形呈右束支传导阻滞图形，后者 QRS 额面电轴右偏（+120°），R V_1～V_3 顶峰有切迹。

【心电图诊断】

1. 心房颤动。

2. 间歇性右束支传导阻滞伴左后分支阻滞。

【评述】

左后分支阻滞见于严重器质性心脏病，且很少单独出现，本例就是如此。

例 67 冠心病，二度Ⅰ型房室传导阻滞，三相不全性右束支传导阻滞（图 4-73）

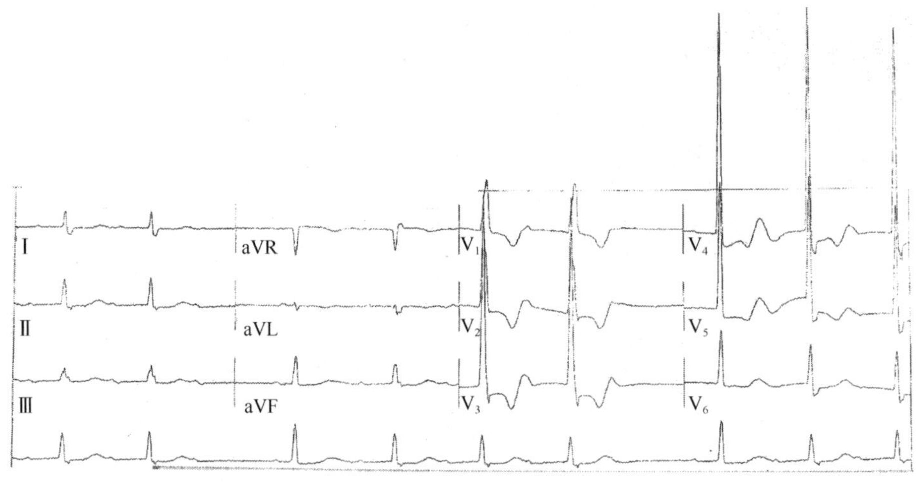

图 4-73 冠心病，二度Ⅰ型房室传导阻滞，三相不全性右束支传导阻滞心电图

【临床资料】

林××，男性，86 岁。诊断为冠心病，原有三度房室传导阻滞，经治疗好转。

【心电图表现】

窦性心律，P 波规律出现，频率 64 次/分，P-R 进行性延长，不规则心室漏搏，呈文氏现象，漏搏前 QRS 波呈不全性束支传导阻滞图形；漏搏间歇后 QRS-T 波形暂时改善 1 次（右束支传导阻滞波形消失）。

【心电图诊断】

1. 窦性心律。
2. 二度Ⅰ型房室传导阻滞（呈文氏现象）。
3. 三相不全性右束支传导阻滞。

【评述】

全联有 2 次 QRS 暂时正常化，都在心室漏搏，心跳长周之后。

例68　前壁心肌梗死(演变期),左前分支阻滞(图 4-74)

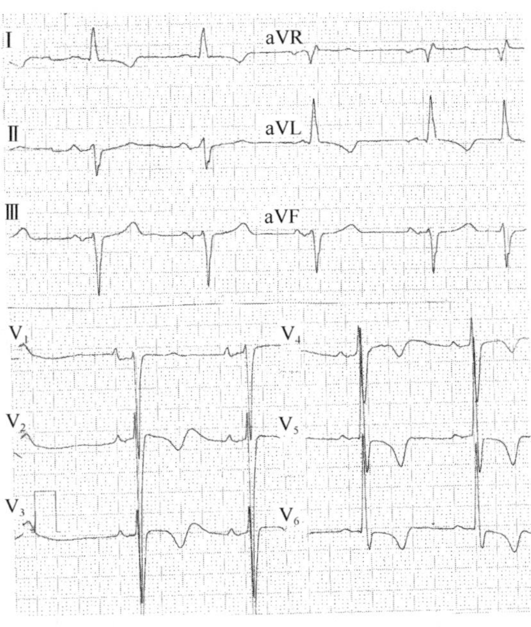

图 4-74　前壁心肌梗死(演变期),左前分支阻滞心电图

【临床资料】

刘××,男性,68 岁。无明显症状,偶作心电图检查,心肌酶学指标正常。

【心电图表现】

1. 窦性心律+心房异位,心率 56 次/分,P-R 间期 0. 18 秒,QRS 时限 0. 10 秒,Q-T 间期 0. 48 秒,额面 QRS 电轴−52°。

2. 导联Ⅰ、aVF 有浅 q,QRSⅠ主波向上,QRSⅡ、Ⅲ、aVF 主波向下。

3. TⅠ、aVF、V_2~V_6 显著倒置,深度4~6mm。

【心电图诊断】

1. 窦性心律,偶发心房性期前收缩。

2. 左前分支阻滞。

3. 提示前壁心肌梗死,演变期。

【评述】

符合急性心肌梗死演变期。

例 69 急性下壁心肌梗死，左束支传导阻滞，右束支一度传导阻滞（图 4-75）

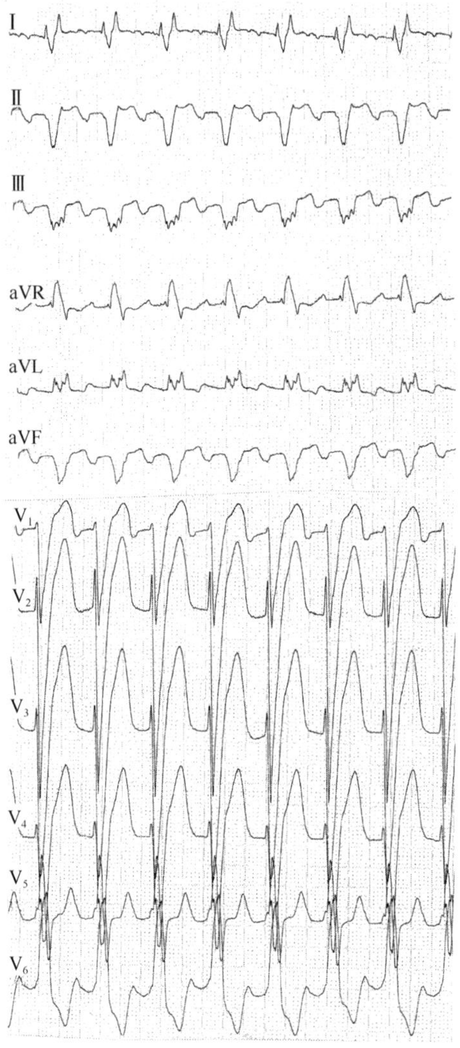

图 4-75 急性下壁心肌梗死，左束支传导阻滞，右束支一度传导阻滞心电图

【临床资料】

黄××，女性，80 岁。诊断为冠心病，慢性心力衰竭，心功能Ⅲ级。

【心电图表现】

1. 窦性心律，心率 110 次/分，P-R 间期 0. 22 秒。

2. LⅡ、Ⅲ、aVF 呈 QS 型，伴 ST-T 抬高及 T 倒置。

3. QRS 宽大畸形，时限特别长，达到 0. 18 秒，QRS Ⅰ呈 rSR′形，QRS V_1 呈 rS 型；伴继发性 ST 改变，R V_5+S V_1 >4. 0mV。

【心电图诊断】

1. 窦性心动过速。

2. 急性下壁心肌梗死(STEMI)。

3. 完全性左束支传导阻滞。

4. 右束支一度传导阻滞。

【评述】

本例为完全性左束支传导阻滞,QRS 时限特别延长,表明左右心室收缩时间有很大差异,此类病例采用心室再同步起搏器(CRT)效果可能较好。该例为 3 支阻滞,病情严重。

例 70 下壁及左侧壁心肌梗死,完全性右束支传导阻滞(图 4-76)

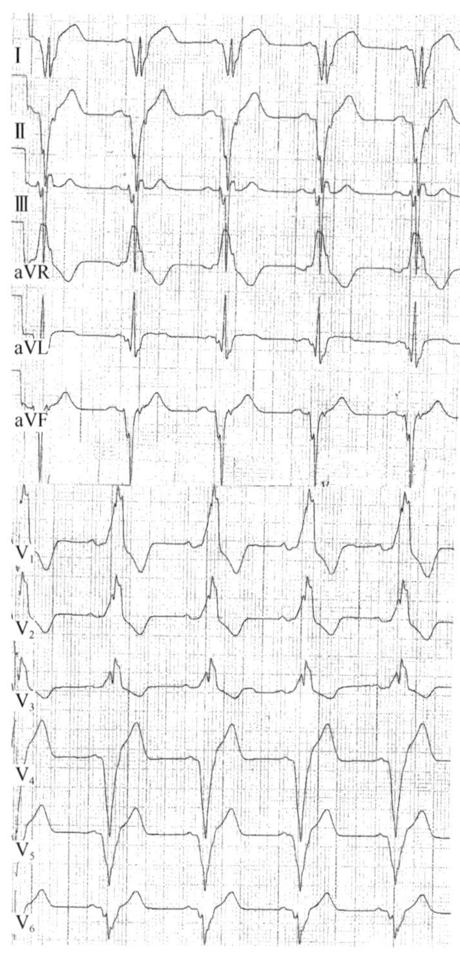

图 4-76 下壁及左侧壁心肌梗死,完全性右束支传导阻滞心电图

【临床资料】

徐××,男性,91 岁。糖尿病史 20 余年,脑动脉硬化,冠心病,心力衰竭Ⅱ级。

【心电图表现】

1. 窦性心律,心率 61 次/分,P-R 间期 0.15 秒。

2. QRS 波显著加宽畸形,时限 0.17 秒,多数导联上 QRS 切迹明显,QRS $V_1 \sim V_3$ 高宽双峰,QRS $V_4 \sim V_6$ 呈宽 QS 型。

3. QRSⅡ、Ⅲ、aVF 主波均呈负向,额面 QRS 电轴+96°。

4. 继发性 ST-T 波改变。

【心电图诊断】

1. 窦性心律。

2. 完全性右束支传导阻滞。

3. 提示下壁及左侧壁心肌梗死。

【评述】

本例束支传导阻滞 QRS 波形特别加宽,比较少见。此型病例需行心室再同步(CRT)治疗,使双心室收缩趋于同步,有可能改善心力衰竭。

例 71　原发性心肌病，完全性左束支传导阻滞，伪似前壁心肌梗死（图 4-77）

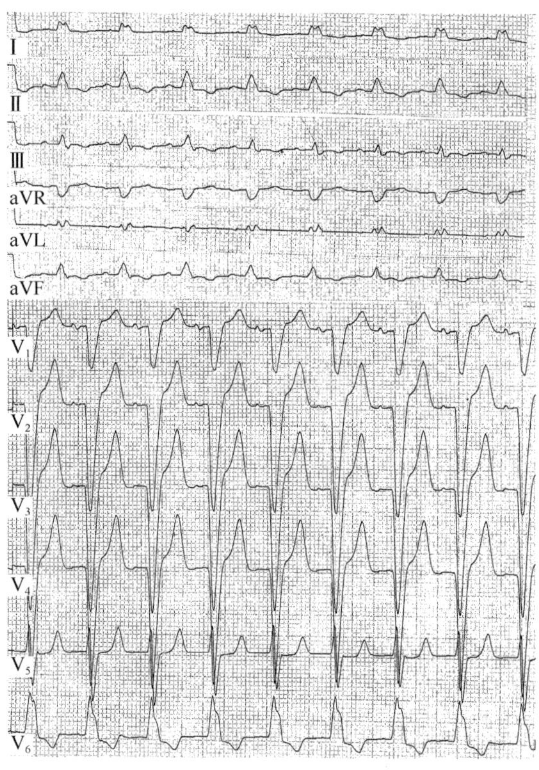

图 4-77　原发性心肌病，完全性左束支传导阻滞，伪似前壁心肌梗死心电图

【临床资料】

雍××，男性，49 岁。主诉 2 个月来体力明显减退，登 3 楼气急，平地不能持重物，尚能从事电焊工作。食睡尚可，无端坐呼吸。家族史：其父早年死于"心脏病"，其子 16 岁，数年前因房间隔缺损已手术修补康复。患者本人 1 年来血压有时偏高（150/80mmHg），在门诊服药，无不适。体检：慢性病容，无水肿，颈静脉无怒张，心界向左扩大，心浊音界在左锁骨中线外 1cm，心律齐，无杂音。肺无啰音。肝脾未触及。X 线远达胸片：心脏普遍性扩大，心胸比例 60%。心脏 B 超；左房和左室扩大，左室游离壁增厚，未见心内分流和瓣膜损害。临床诊断：原发性心肌病，肥厚非梗阻型。心肌酶学水平正常。cTn-T 0.06ng/ml，NT-proBNP 6700pg/ml。

【心电图表现】

1. 窦性心律，心率 92 次/分。P-R 间期 0.15 秒。

2. 各联 QRS 时限显著延长（0.16 秒），QRS V_1~V_4 均呈宽 QS 型，QRS Ⅰ、Ⅱ、顶峰粗钝，SⅢ加宽，QRS V_5、V_6 双峰。

3. S V_1+R V_6 大于 4.0mV。

【心电图诊断】

1. 完全性左束支传导阻滞。

2. 左心室肥大。

【评述】

本例心电图改变符合原发性心肌病表现，但心前导联广泛呈现的 QS 波，不可误诊为广泛前壁心肌梗死。

例 72　心肌桥，心电图应与急性心肌缺血区别(图 4-78)

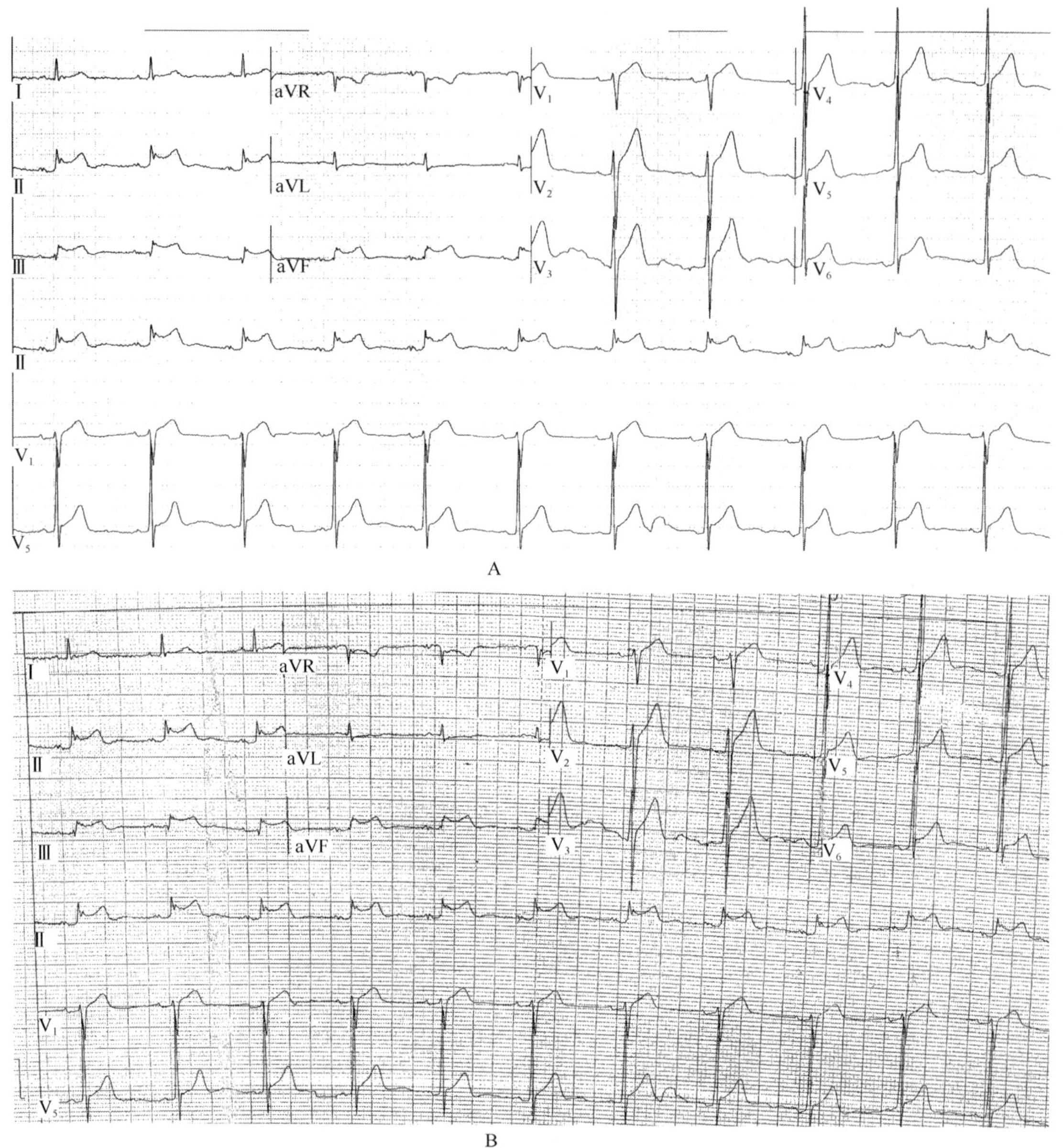

图 4-78　心肌桥心电图

A. 入院时；B. 服用普萘洛尔 2 日后

【临床资料】

李××，男性，50 岁。显著胸闷，不规则发作月余，伴有心悸入院检查。体检心肺未见异常，X 线胸片、心脏 B 超、心肌酶学检查未见异常。冠状动脉造影发现左前降支心肌桥，心脏收缩时狭窄 60%～70%，左主干、回旋支和右冠正常。

【心电图表现】

第一次（入院时）：窦性心律，心率 67 次/分，导联Ⅱ、Ⅲ、aVF 的 ST 段明显单向抬高，ST

aVR 压低 2mm，$V_4 \sim V_6$ ST 段抬高 2mm，各联未见异常 Q 波。

第二次(服用普萘洛尔治疗 2 日)：原 ST 段抬高的各个导联均显著减轻，患者自觉舒适。

【心电图诊断】

心电图表现符合心肌桥表现。

【评述】

本例心电图表现无法与冠心病 ST 抬高型心肌梗死区别，冠脉造影澄清诊断。

例 73　β受体功能亢进，应与慢性心肌缺血区别（图 4-79，图 4-80）

治疗前心电图见图 4-79。

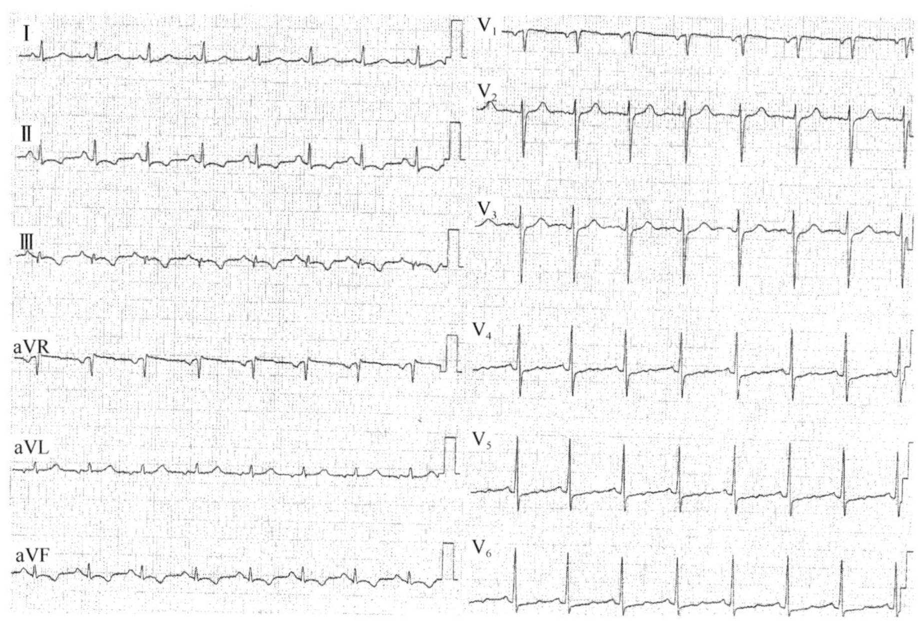

图 4-79　β受体功能亢进治疗前心电图

口服普萘洛尔 1 小时后心电图见图 4-80。

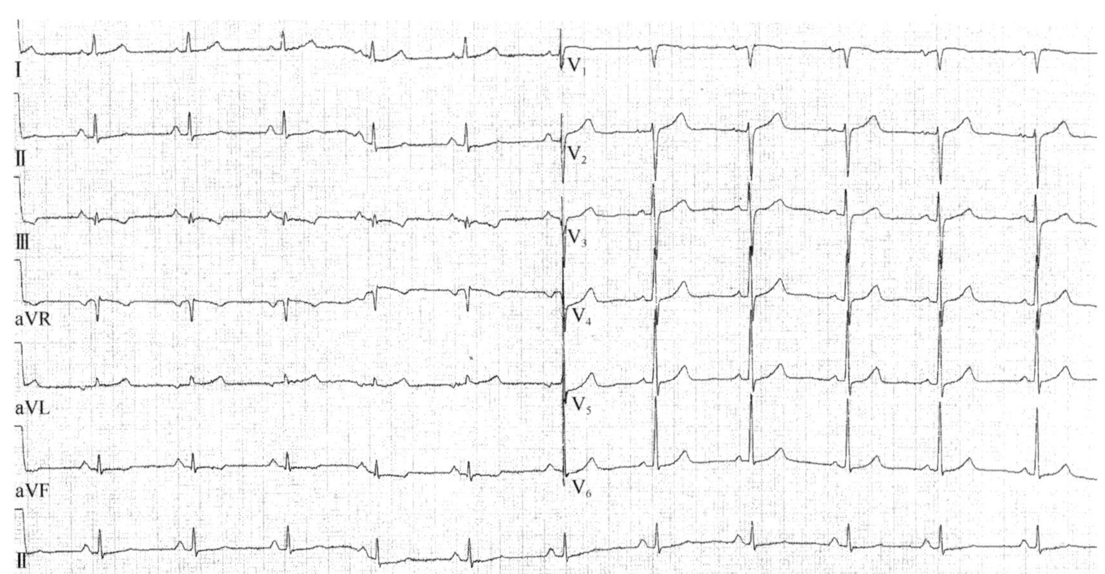

图 4-80　同病例口服普萘洛尔 1 小时后心电图

例 74　β 受体功能亢进，疑似冠状动脉缺血（图 4-81，图 4-82）

治疗前心电图见图 4-81。

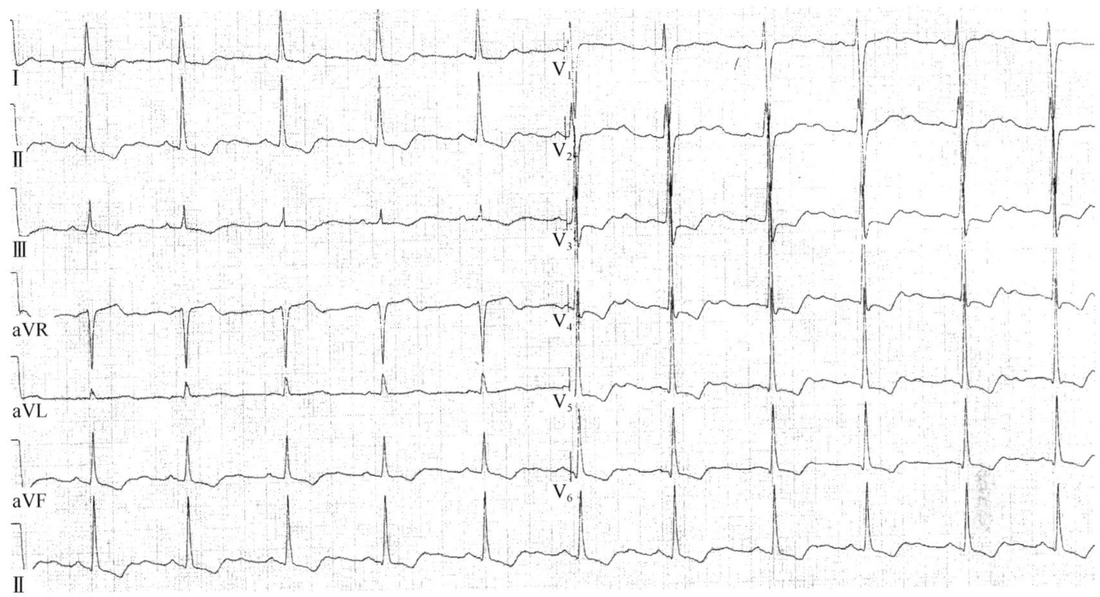

图 4-81　β 受体功能亢进治疗前心电图

普萘洛尔口服 1 小时后心电图见图 4-82。

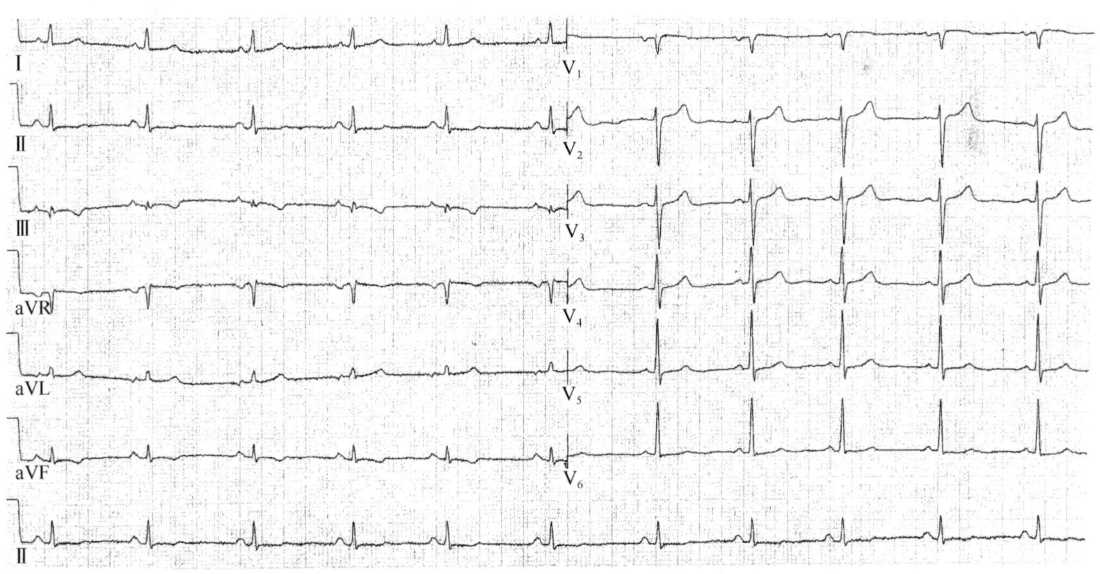

图 4-82　同病例口服普萘洛尔 1 小时后心电图

【临床资料】

刘××，男性，48 岁。1 年前因左肾积水在家乡做过手术，术后一直感到诸多不适，心悸，呼吸困难，失眠，不规则头痛。在当地及福州省级多所医院邀访多方检查包括心肺体检、心脏 B 超、颅脑 CT、生化检验未见异常，仅心电图发现 T 波异常，疑有冠心病，自觉症状更加严重，厌食、啼哭。

【心电图表现】

治疗前：窦性心律，整齐，心率 100 次/分，T Ⅱ、Ⅲ、aVF 倒置 2～3mm，T V_4～V_6 平坦。

普萘洛尔试验：口服普萘洛尔 60mg，半小时后心电图明显改善，1 小时后，心率 66 次/分，T Ⅱ恢复正常，T Ⅲ、aVF 变浅，T V_4～V_6 恢复正常。T 波高度约 3mm。

【心电图诊断】

提示 β 受体功能亢进，普萘洛尔试验阳性。

【评述】

本例症状过多，检查阴性，心电图检查结合普萘洛尔试验可以除外心肌缺血，因为心肌炎不可能在 1 小时内恢复。患者继续服用 β 受体阻滞剂并接受安慰劝导。2 个星期后症状消失，情绪稳定，心电图复查正常。

例 75　β 受体功能亢进，与慢性心肌缺血的区别心电图（图 4-83，图 4-84）

治疗前心电图见图 4-84。

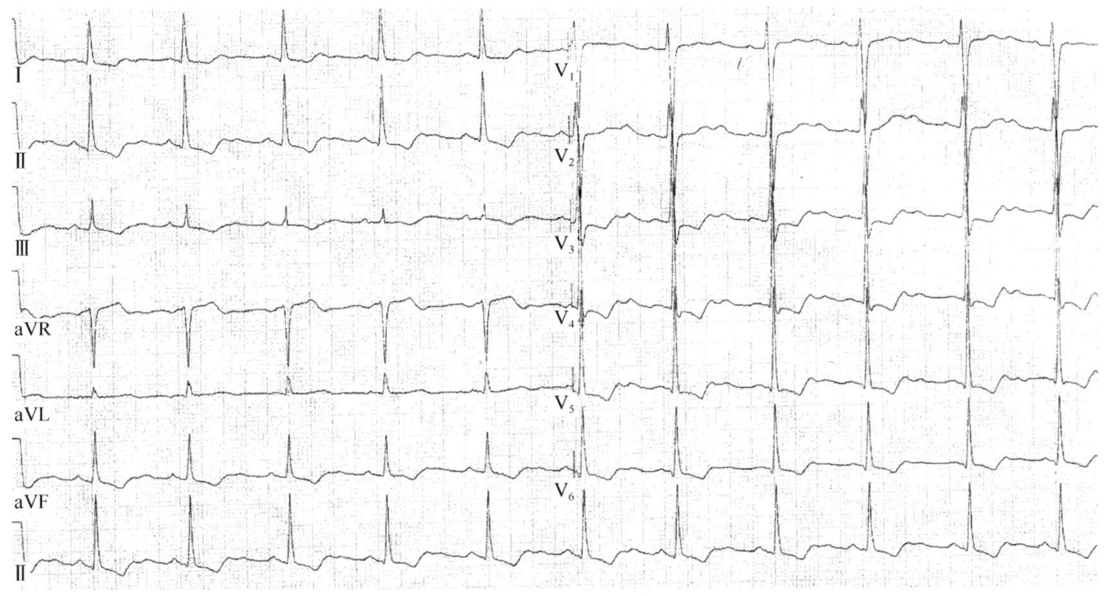

图 4-83　β 受体功能亢进治疗前心电图

普萘洛尔试验后心电图见图 4-84。

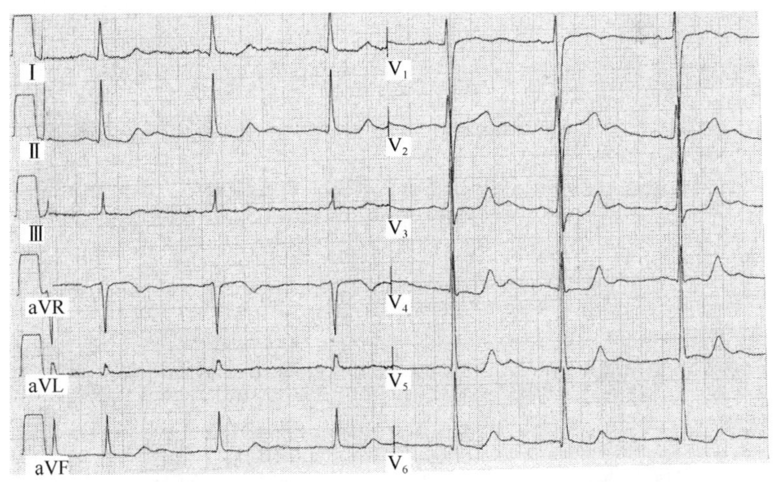

图 4-84　同病例口服普萘洛尔 90 分钟后心电图

【临床资料】

何××，女性，45 岁。平日从事田间劳动，无重要疾病，1 个月来心悸，心前区持续不适，失眠，失去劳动能力，食欲如常。基层卫生所拟诊冠心病，给予硝酸甘油片和复方丹参等处理无效，来诊时精神紧张，表情痛苦，叹息，胸痛位置难以指明。体检：心肺腹部神经系未见异常，血压 120/80mmHg，胸部 X 线检查心肺未见异常。血生化检验电解质，心肌酶学、血脂水平正常。心脏 B 超检查各房室分压，瓣膜运动正常，未见心内分流，临床印象：植物神经失调，建议进行普萘洛尔试验。

【心电图表现】

普萘洛尔试验前：

1. 窦性心律，心率 68 次/分，P-QRS-T 规律出现，P-R 间期 0.16 秒，P 波形态正常。

2. QRS 间期 0.10 秒，形态正常，额面 QRS 电轴 48°，Q-T 时限 0.454 秒，QTc 间期 482 毫秒。

3. 肢联，ST Ⅰ、Ⅱ、Ⅲ、aVF 下斜型低压 0.05～1.5mm，伴有 T 波倒置，ST V_3～V_6 下斜型压低 0.5～1.5mm，与倒置 T 波相连。

口服普萘洛尔 40mg 90 分钟后与试验前对比：

1. 窦性心律，心率 54 次/分。

2. 各联 ST-T 改变显著减轻，胸导联上异常 ST-T 改变完全消失，U 波较明显。

【心电图诊断】

心电图复极异常改变经口服普萘洛尔后消失，符合 β 受体功能亢进。

【评述】

本例给予 β 受体阻滞剂口服治疗 2 个星期后症状消失，已恢复劳动。

例 76　左冠脉起源于肺动脉，广泛出现病理性 Q 波（图 4-85）

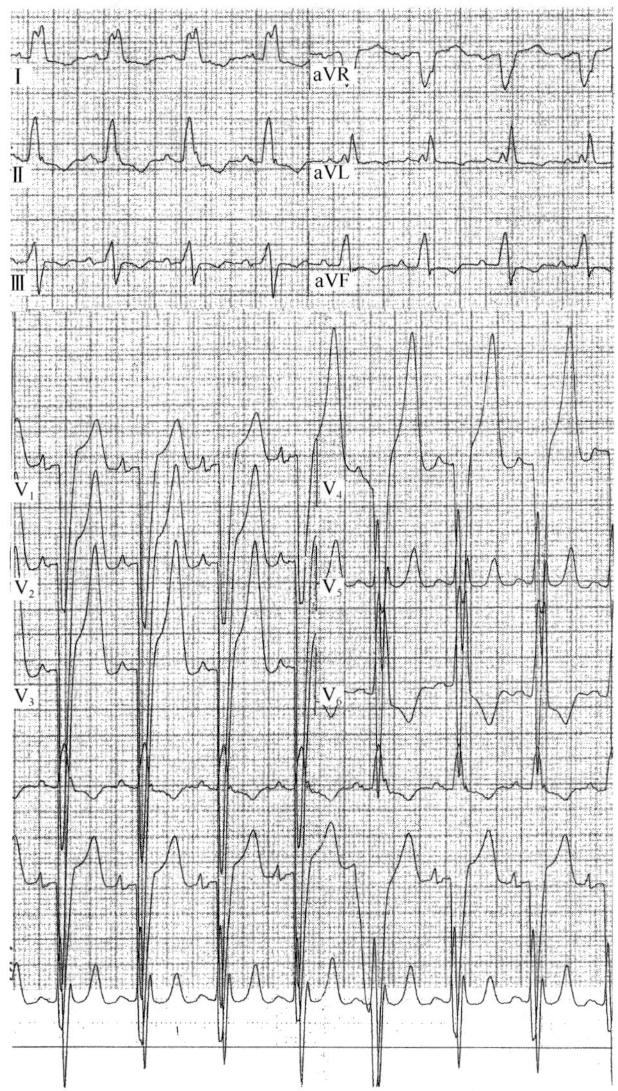

图 4-85　左冠脉起源于肺动脉，广泛出现病理性 Q 波心电图

左冠状动脉起源于肺动脉冠脉造影见图 4-86。

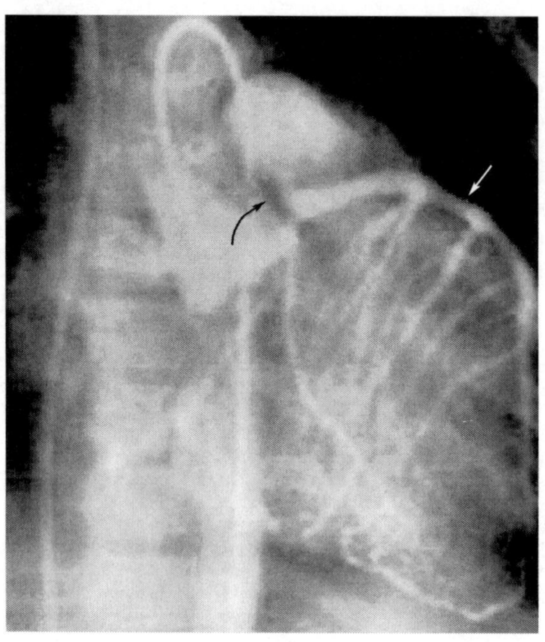

图 4-86 左冠状动脉起源于肺动脉冠脉造影

【临床资料】

王××，男性，17 岁。自幼体力不如同年龄儿童，心悸、易倦。7 岁辍学。发育稍差，心无杂音，肺部(−)，血压 98/66 mmHg。心电图检查酷似心肌梗死，心肌酶学及 cTn 检查指标未见异常。冠脉造影发现左冠脉起源于肺动脉。

【心电图表现】

1. 窦性心律，心率 98 次/分，P-R 间期 0. 15 秒。QRS 时限 0. 09 秒。

2. qⅠ、Ⅱ、aVL 宽 0. 04 秒，深度大于 R/4，QRS V_1 正常，导联 V_2 及 V_3 呈深 QS 型；Q V_4~V_6 深宽。

3. ST V_2~V_3 轻度抬高。

【心电图诊断】

胸前导联及肢联广泛出现病理性 Q 波。

【评述】

心电图表现结合临床符合左冠状动脉起源于肺动脉。

例 77　疑似冠状动脉缺血（图 4-87，图 4-88）

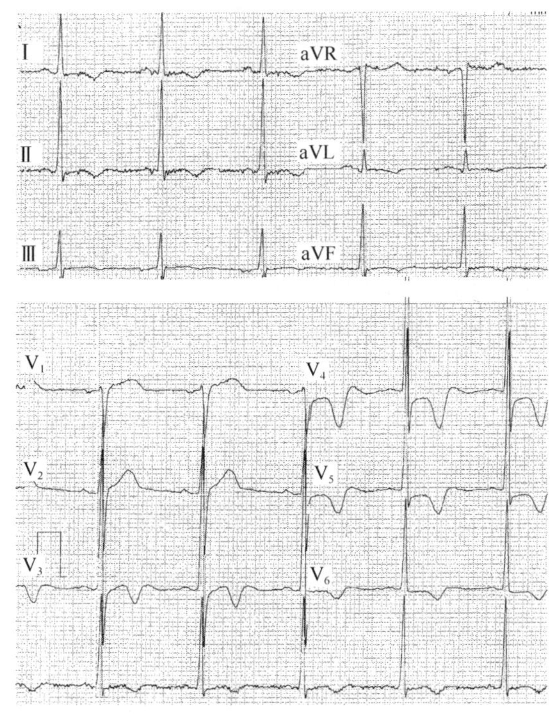

图 4-87　疑似冠状动脉缺血心电图

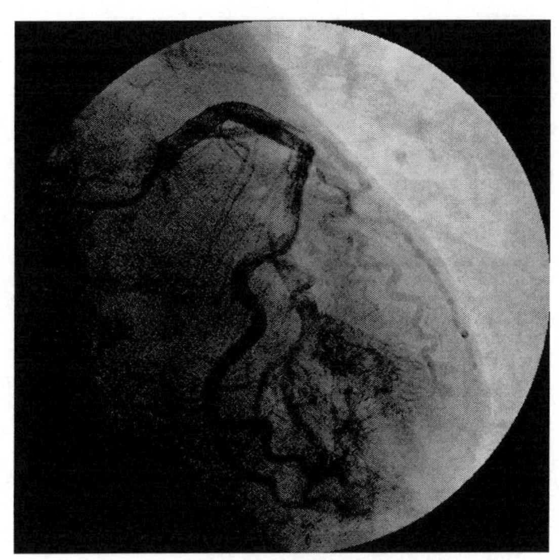

图 4-88　疑似冠状动脉缺血心血管造影

【临床资料】

翁××，女性，59 岁。胸闷心悸，体力减退半年余，登二楼气急。因心电图异常入院检查。体检心底部 2 级收缩期杂音，余无特殊。X 线心界稍大。心肌酶学及 cTn-T 均阴性。N-端前脑钠肽 500pg/ml。心血管造影显示：左右冠脉无特殊，发现肺动脉左室瘘，未作治疗。

【心电图表现】

1. 窦性心律，心率 65 次/分，P-R 间期 0.14 秒。

2. QRS 时限 0.09 秒，波形大致正常。

3. TⅠ、Ⅱ、aVL、aVF 倒置，深度 0.1～0.2mV；T V_3～V_6 深倒 0.3～0.8mV 并呈对称漏斗状，Q-T 间期 0.4 秒。

【心电图诊断】

1. 窦性心律。

2. 疑似冠状动脉缺血。

【评述】

本例心电图表现很像急性心肌梗死演变期，但矛盾之处亦多，首先是有关临床表现和化验指标都不支持，再则心电图没有病理性 Q 波，更重要的是心血管造影帮助证实诊断。

例 78　家族性心肌病(非冠心病)(图 4-89)

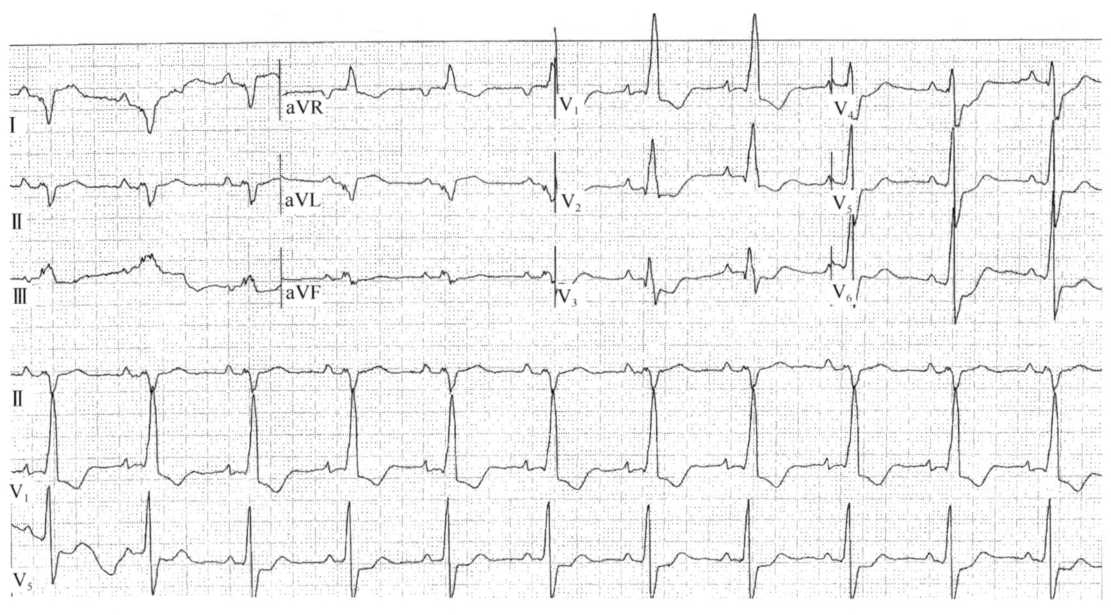

图 4-89　家族性心肌病心电图

【临床资料】

邵××,男性,39 岁。因进行性体力减退,行走气急 4 个月入院,体检心界在左锁骨中线上,心前 2 级收缩期杂音。其母及一兄有心肌病。住院 1 个月后突发脑梗死,右额叶大面积低密度灶,经急救改善,半年后死于顽固性心力衰竭。

【心电图表现】

1. 窦性心律,心率 66 次/分,P-R 间期 178 毫秒,PⅢ及 P V_1 正负双向。
2. QRS 时限 158 毫秒,QRS Ⅰ、aVL 呈宽 QS 型,QRS V_1、V_2、V_3 呈 M 型。
3. 胸前各导联 ST 段压低 1~4mm,T V_1~V_4 倒置。

【心电图诊断】

1. 窦性心律。
2. 一度房室传导阻滞及完全性右束支传导阻滞。
3. 导联Ⅰ和 aVL 异常深 QS 波。
4. 心房损害。

【评述】

本例家族性心肌病心肌不对称肥厚引起除极向量异常,致有不正常 QS 出现,很容易和透壁性心肌梗死混淆。

完全性右束支传导阻滞伴一度房室传导阻滞,即 3 支阻滞,表明心肌病变严重。

例 79　心尖肥厚型心肌病,误诊为心肌梗死(图 4-90)

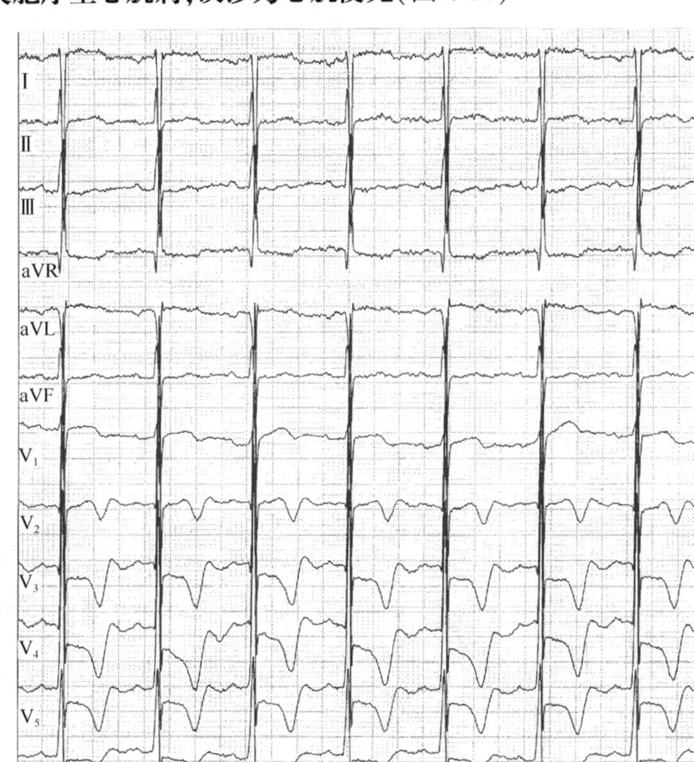

图 4-90　心尖肥厚型心肌病心电图

【临床资料】

陈××,男性,50 岁。无自觉症状。体检发现心电图异常,要求进一步检查。体格检查未发现异常体征。X 线远达胸片心影可疑增大。心肌酶学检查正常。半年来多次心电图检查,异常改变无进展或改善。心脏 B 超发现室间隔下段及心尖部心肌肥厚。临床诊断心尖心肌病。冠脉造影表明各分支通畅,无狭窄。随访 6 年,患者保持无症状,心电图如前,无新的改变。

【心电图表现】

1. 窦性心律,心率 72 次/分。P-R 间期 0. 17 秒。
2. QRS 波形态正常,时限 0. 08 秒。
3. 肢联 T 波较低矮,ST 段改变不明显。
4. 胸导联 V_3~V_6 T 波明显倒置并呈对称漏斗状;ST V_3~V_6 显著压低 2~3mV。

【心电图诊断】

心电图结合临床符合心尖肥厚型心肌病。

【评述】

心尖肥厚型心肌病并非绝对罕见,因以往缺乏认识,单凭心电图检查大都误诊为心肌梗死。本型心肌病因仅累及心尖部,且不伴心室流出道狭窄,很少引起症状。其另一些特点是不具备冠心病的临床表现和实验室指标,本例就是如此。从 20 世纪 80 年代以来,本书作者遇见多例心尖肥厚型心肌病病例,表现都与本例很相似,其中有个别病例在外院首诊时曾被当做急性心肌梗死进行急救与监护,治疗结果并不理想。

例 79　原发性心肌病，卧位心电图 T 波变化，误诊为冠心病（图 4-91）

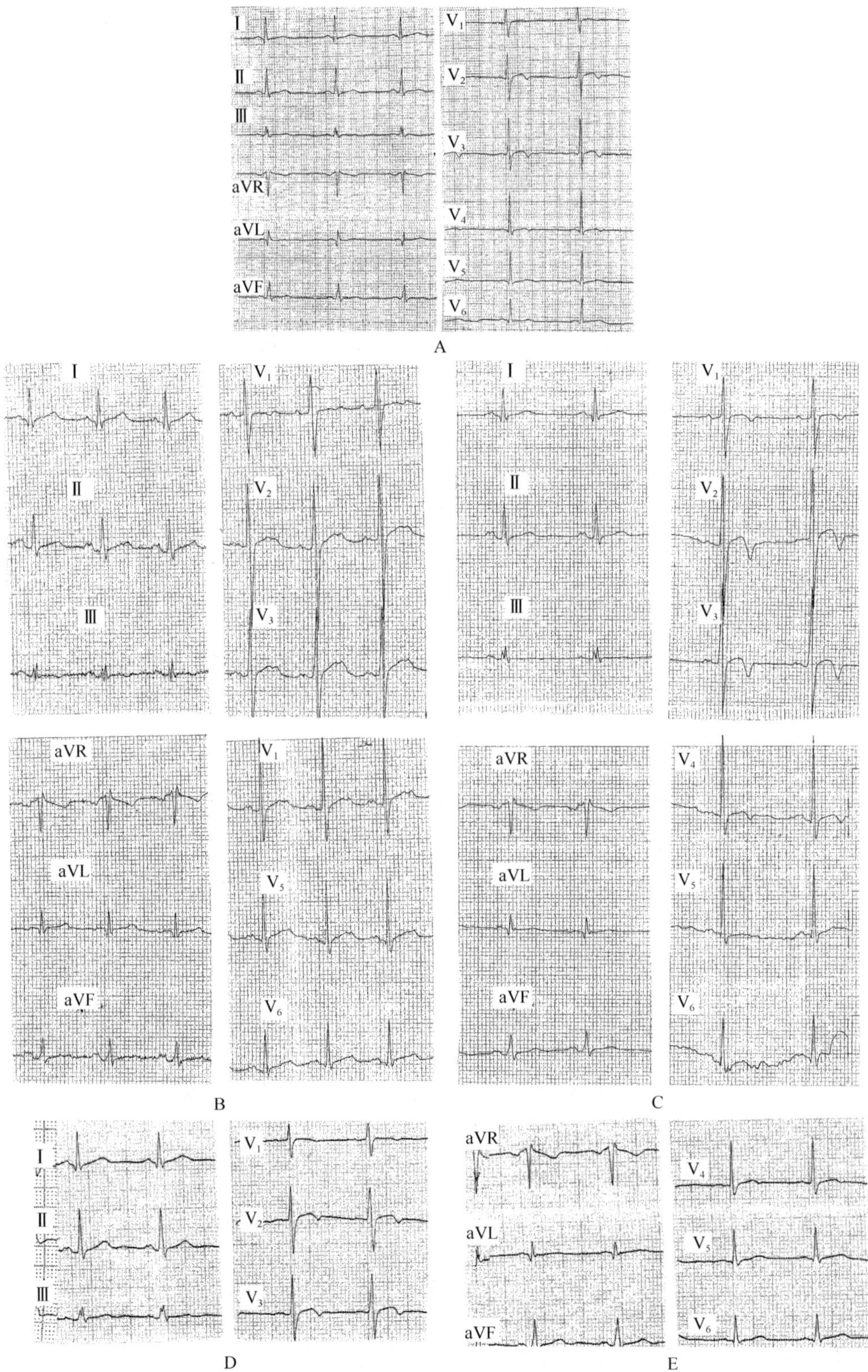

图 4-91　原发性心肌病，卧位心电图 T 波变化心电图

A. 第一次卧位；B. 第一次立位；C. 第二次卧位；D. 第二次立位

【临床资料】

郭××,男性,45 岁。平日身体健康,2006 年体检时心电图异常,进一步全身检查亦无特殊发现,立位心电图亦即恢复正常。此后 3 年,多次卧位心电图异常,立位正常。心脏 X 线和 B 超检查未见异常。

【心电图表现】

第一次卧位(2006 年 4 月 15 日):

1. 窦性心律,心率 57 次/分,P-R 0.16 秒,PⅡ,aVF 轻度切迹。
2. 导联 aVL Q 波深度>R/2,但较窄,QRS 时限 0.09 秒,Q-T 间期 0.38 秒。
3. T V_2、V_3 倒置,T V_4~V_6 低矮。

第一次立位(2006 年 4 月 15 日):

1. 窦性心律,心率 90 次/分。
2. 各联波形除胸联 T 波恢复大致正常外,余同卧位心电图。

第二次卧位(2009 年 10 月 4 日):

1. 窦性心律,心率 70 次/分,PⅡ、Ⅲ、aVF、V_2~V_5 均有切迹。
2. QRS 时限 0.09 秒,波形大致正常。
3. T V_2、V_3、V_4 颠倒,与 2006 年心电图对比,倒置更明显。

第二次立位(2009 年 10 月 4 日):

与卧位相比各联 T 波大致正常。

【心电图诊断】

卧位心电图 T 波倒置,立位时大致正常。

【评述】

本例心电图改变比较特殊,结合临床其 T 波改变不似冠心病,符合原发性心肌病。继续随访至 2013 年,胸联 ST-T 改变比 2006 年更为明显。冠状动脉 CT 造影(CTA)表明左右冠各支通畅,血管壁光滑,未见斑块。临床确诊为原发性心肌病。

例 80　Brugada 综合征,与 ST 抬高型心肌梗死区别(图 4-92)

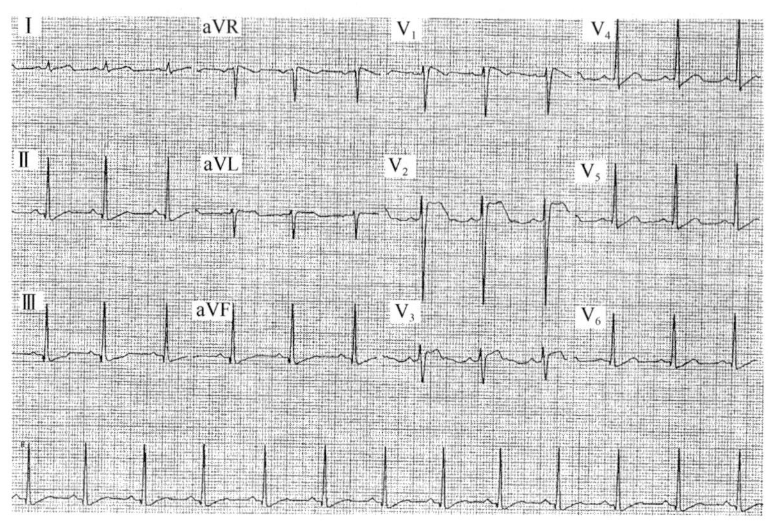

图 4-92　Brugada 综合征心电图

【临床资料】

陈××,男性,28 岁。因心电图异常来诊。体格检查阴性。

【心电图表现】

窦性心律,V_1 导联 J 波幅度 2mm,ST 段抬高,T 波倒置;V_2 导联 J 波幅度 5mm,ST 段马鞍型抬高 0.5mV,T 波双向;V_3 导联与 V_2 类似,ST 抬高 2mm。V_4~V_6 波型大致正常。

【心电图诊断】

1. 窦性心律。

2. Bragada 综合征。

【电生理检查】

1. 18 时 49 分 08 秒,于右心房行 $S_1S_2$270/500ms 刺激扫描时出现 AV 跳跃 90 毫秒,提示双径路现象。

2. 19 时 13 分 54 秒,于右心室行 S_1S_2 S_3S_4程序刺激扫描未激发心动过速。

3. 19 时 15 分 02 秒,于右心室行 S_1S_1刺激呈房室分离现象,未发现旁道特征,未诱发出心动过速。

【评述】

本例心电图有 Bragada 综合征特征表现,目前未发现心律失常,继续随访中,但应与急性冠脉综合征心电图区别。

例 81　预激综合征 B 型，易误诊为下壁心肌梗死（图 4-93）

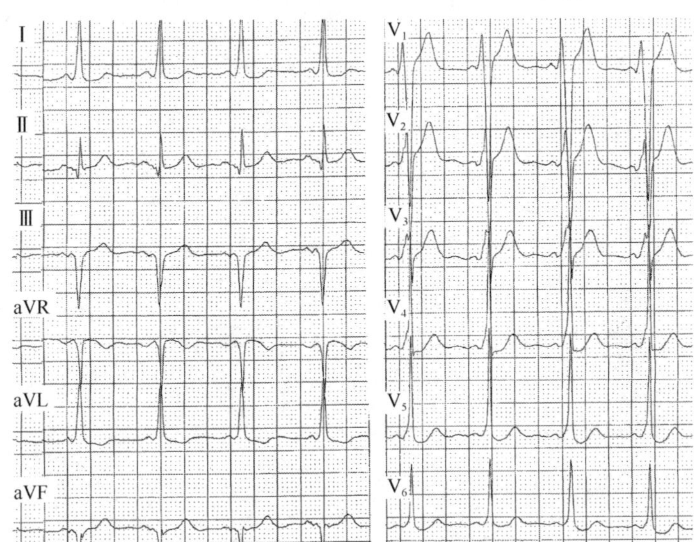

图 4-93　预激综合征 B 型心电图

【临床资料】

郭×，男性，50 岁。1 年来偶感“心悸”，无其他不适，体格检查阴性。

【心电图表现】

1. 窦性心律，心率 84 次/分。P-R 间期 0. 10 秒。
2. QRS 时限 0. 14 秒。多数导联 QRS 起始部可见预激波。
3. 导联 V_1 主波为负向。
4. QⅡ较宽，QⅢ、aVF 明显。

【心电图诊断】

预激综合征 B 型。

【评述】

1. 本例预激综合征诊断需特别细心，因为预激波虽明确存在，但须认真观察。
2. 异常 Q 波不可误诊为下壁心肌梗死。
3. 患者确诊为预激综合征后 1 个月，一度突发阵发性室上速，历时 4 小时，转复后行射频消融治疗成功，术后预激综合征心电图表现消失。

例 82 早期复极综合征，与 ST 抬高型心肌梗死区别(图 4-94)

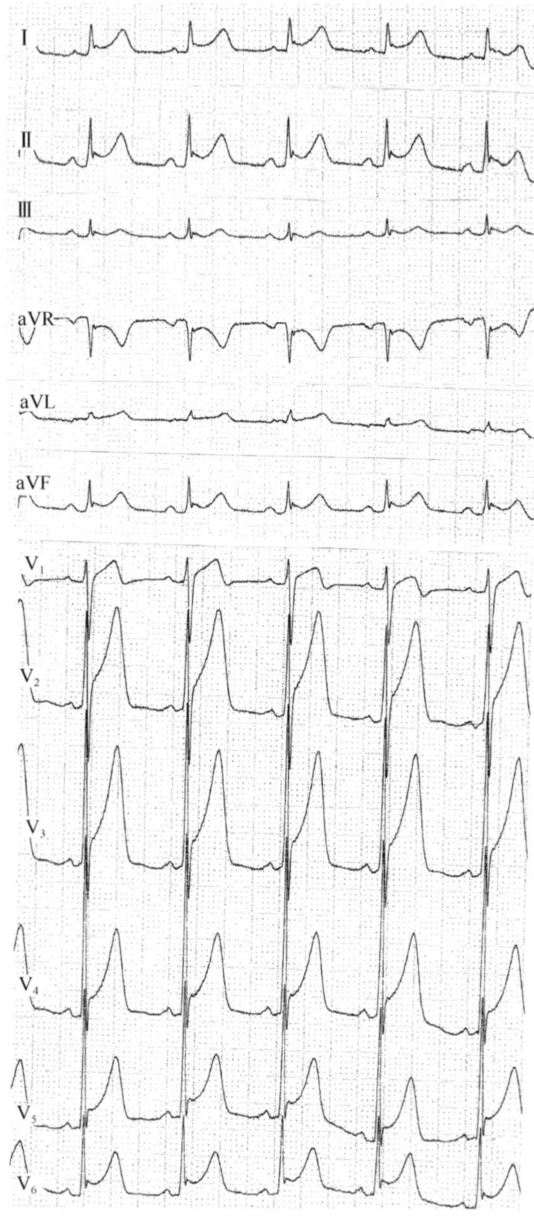

图 4-94 早期复极综合征心电图

【临床资料】

王××，男性，76 岁。平素健康，无重要疾病，血压正常，无烟酒嗜好。1 天前偶感胸闷，医院门诊心电图检查可疑“心包炎”住院观察，经检查心脏无扩大，无杂音，心律齐，血清心肌酶学、cTn-T 无异常，X 线胸片及心脏 B 超检查未见异常。

【心电图表现】

1. 窦性心律,心率 80 次/分,P-R 0.16 秒,QRS 时限 0.08 秒,额面 QRS 电轴 4°,Q-T 间期 0.36 秒,QTc 间期 0.425 秒。

2. 肢联:Ⅰ、Ⅱ、Ⅲ、aVR、aVF,胸联 V_5、V_6 均可见到"J"波(Osborn 波)。

3. Ⅰ、Ⅱ、Ⅲ、aVR 及 V_1~V_6 均可见 ST 抬高,幅度 1~5mV;ST 段斜线向上,ST aVR 压低 0.25mV。

4. T V_2、V_3、V_4 高耸。

【心电图诊断】

早期复极综合征(early repolarization syndrome)。

【评述】

本例具有该综合征的各个特点,经认真检查未发现心脏结构性异常,不可误诊为 ST 抬高型心肌梗死。

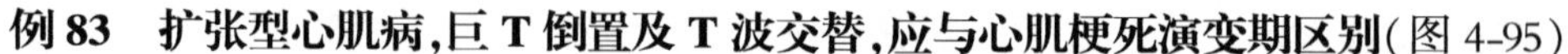

例 83　扩张型心肌病，巨 T 倒置及 T 波交替，应与心肌梗死演变期区别(图 4-95)

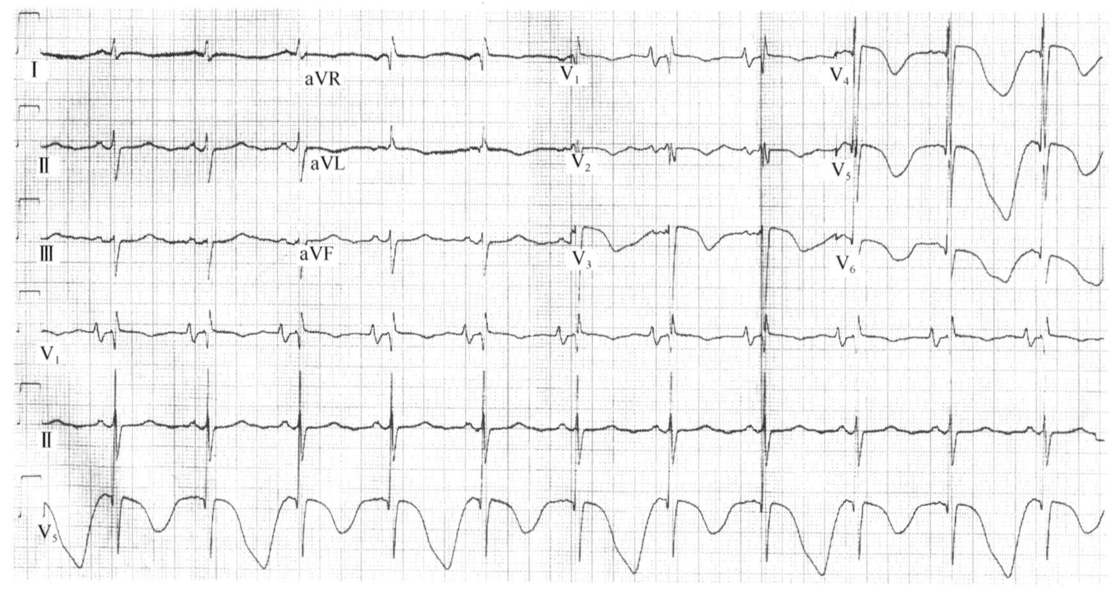

图 4-95　扩张型心肌病，巨 T 倒置及 T 波交替心电图

【临床资料】

李××，男性，60 岁。临床诊断为原发性心肌病，扩张型；心力衰竭Ⅲ级。

【心电图表现】

窦性心律，P 波和 QRS 波规则出现，心率 63 次/分。P-R 间期 0. 16 秒。P V_1 振幅增高达到 5mm，波形双相，PTF V_1 超过-0. 04mm · s。额面 QRS 电轴左偏。QRS 时限 0. 10 秒，胸联 QRS 波呈 M 形，S V_4~V_6 增宽。

胸导联 Q-T 延长，分别有 0. 58 秒和 0. 80 秒两种长度，T 波巨大而倒置，大小两种 T 波逐跳交替。

【心电图诊断】

1. 窦性心律。
2. 不完全性右束支传导阻滞，左前分支阻滞。
3. 巨 T 倒置及 T 波交替。

【评述】

本例心电图 T 波显著倒置，必须与心肌梗死区别。巨 T 倒置比较罕见，表明心肌损害严重。显著延长的 Q-T 给偶尔发生的异位兴奋提供更多 R-on-T 的机会容易诱发严重的室性心律失常。T 波交替表明参与复极的心肌数量上可能不一致。

例 84　带状疱疹,误诊为急性心肌梗死(图 4-96)

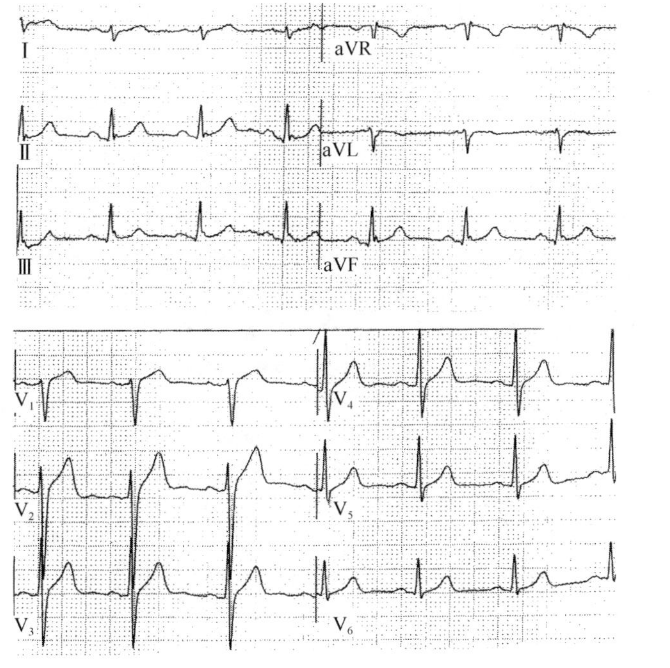

图 4-96　带状疱疹心电图

【临床资料】

倪××,男性,50 岁。平日健康。退休前由工作单位照顾到风景区开会,顺路旅游。出行当日突发左胸持续剧痛,到医院急诊疑为"冠心病",进行有关体检、心电图及心肌酶学检查无异常发现。试服硝酸酯药物未能缓解,收容留观。进一步检查亦无阳性发现。次晨查房巡诊时发现心前区散在红色疱疹 4~5 粒,略呈带状分布,局部皮肤有中等度触痛。确定诊断为带状疱疹。

【心电图表现】

窦性心律,心率 75 次/分,各联波形大致正常。

【心电图诊断】

正常心电图。

【评述】

心前区带状疱疹引起的胸痛有可能被疑为"心绞痛",体检时要注意局部皮疹及其分布,伴有局部皮肤触压痛。本例胸痛发生于皮疹出现前,更容易被忽视,但皮疹出现前局部皮肤即有触痛或压痛,有助与心绞痛区别,心绞痛不会有皮肤压痛。

参考文献

程晃,张存泰．2012. 心律失常的综合评估与治疗(三). 中国心血管医师,2(1):104-106

郭继鸿．2010. 急性冠脉综合征心律失常．见中国心律学(2010). 北京:人民卫生出版社,109-123

郭云庚,熊尚全,杨俊华．2009. 内科疾病的心血管系统表现．北京:科学出版社,144-172

李红伟,赵树梅．2012. 无创检查在稳定性冠心病中的合理应用．中国心血管医师,2(3):89-90

卢喜烈．2012. 动态心电图与心电图负荷试验对心肌缺血有定位诊断价值吗? 中国心血管医师,2(3):102-103

鲁端．2010. 早期复极综合征的再认识．见中国心律学(2010). 北京:人民卫生出版社,510-517

徐成斌．2012. 常规心电图检查对冠心病的诊断有何价值? 中国心血管医师,2(3):96-97

Al-KhatibSM, tebbins AL, Califf RM, et al. 2003. Sustained ventricular arrhythmias and mortality among patinas with acute myocardial infarction: results from the GUSTO-III trial. Am Heart J, 145:515-521

Nguyen HL, Saczynski JS, Gore JM, et al. 2011. Lon-term trends in short-term outcomes in acute myocardial infarction. Am J Med, 124:939-946

Wilde AA, Antzelebitch C, Borggrefe M, et al. 2002. Consensus report, proposed diagnostic criteria for the Brugada syndrome. European Heart Journal, 77

Yilmaz A, Sechtem U. 2012. Angina pectoris in patients with normal angiograms: current pathophysiological concepts and therapeutic options. Heart, 98:1020-1029